Gerd Glaeske/Judith Günther/Sabine Keller

# Nebenwirkung: Sucht

Gerd Glaeske/Judith Günther/Sabine Keller

# Nebenwirkung: **Sucht**

Medikamente, die abhängig machen

Verlag Antje Kunstmann

# Inhalt

## *Mißbrauch, Abhängigkeit, Sucht 53*



## *Der Weg aus der Sucht 75*



## *Arzneimittel mit Abhängigkeitspotential 97*

# Vorwort

Arzneimittel helfen heilen – sie können aber auch krank machen. Sie haben nicht nur »erwünschte« Wirkungen zur Behandlung von Krankheiten, sondern auch »unerwünschte«, allgemein als Nebenwirkungen bekannt. Von Schmerzmitteln und Rheumamitteln kennt man z. B. die schlechte Magenverträglichkeit, viele Mittel gegen Allergien machen müde und schränken die Reaktionsfähigkeit ein, manche Antibiotika bringen die Darmflora durcheinander.

Weniger bekannt ist eine ganz andere Art von Arzneimittel-Nebenwirkungen: die der Abhängigkeit. Etwa zehn Prozent aller Arzneimittel können in die Abhängigkeit oder gar in die Sucht führen, rund 20 Prozent bergen die Gefahr des Mißbrauchs in sich – selbst einige scheinbar harmlose Grippe- oder Schmerzmittel. Von solchen Medikamenten handelt dieses Buch. Es informiert über die Nebenwirkung »Abhängigkeit«.

Viele der Mittel, die abhängig machen können, sind aus der medizinischen Therapie gar nicht wegzudenken. Sie ermöglichen Menschen mit schweren Krankheiten wie Krebs und psychischen Erkrankungen wie Depressionen ein erträgliches oder weitgehend normales Leben. Sie enthalten aber Substanzen, die psychisch anregend wirken und verführen können: Sie schirmen vom Streß des Alltags ab und vermitteln Stabilität und Gelassenheit. Solche Medikamente werden häufig zu hoch dosiert oder zu lange eingenommen, oft auch gar nicht entsprechend ihrer eigentlichen therapeutischen Indikation eingesetzt – sie werden »mißbraucht«.

Die Gefahr, in einen übermäßigen Tablettenkonsum hineinzuschlittern, ist groß. Medikamente sind Heilmittel, keine »Drogen« im landläufigen Sinne. Sie werden von Fachleuten verordnet und verkauft, denen die meisten Patientinnen und Patienten Vertrauen und Respekt entgegenbringen. Arzneimittel einzunehmen ist »normal«: Wer zu einer Ärztin oder einem Arzt geht, betritt danach fast immer auch eine Apotheke. Ein Medikament verschrieben zu bekommen ist für die meisten Menschen das selbstverständliche Ergebnis eines Gangs zum »Doktor«.

In Deutschland sind etwa 1,5 Millionen Menschen von Arzneimitteln abhängig – vor allem ältere Menschen und Frauen. Über diese Art der Abhängigkeit wird noch längst nicht in gleicher Offenheit diskutiert und informiert wie über die von Alkohol (2,5 bis drei Millionen Betroffene) und illegalen Drogen (etwa 200.000 Betroffene).

Information ist der erste Schritt zur Prävention gegen die falsche Anwendung von Arzneimitteln. Dazu wollen wir mit diesem Buch beitragen.

*Köln/Freiburg, Januar 1997*

## Einleitung

# Arzneimittelmarkt Deutschland

Auf dem deutschen Arzneimittelmarkt werden derzeit etwa 50.000 verschiedene Mittel angeboten, gezählt in allen Packungsgrößen und Dosierungen. Es sind sehr unterschiedliche Medikamente, zusammengesetzt aus chemischen Wirkstoffen und/oder pflanzlichen Extrakten, oder Präparate, die nach den Regeln der Homöopathie und Anthroposophie hergestellt sind. Viele dieser Mittel sind rezeptpflichtig, das heißt, sie sind nur nach einer Verschreibung durch eine Ärztin oder einen Arzt in der Apotheke erhältlich. Nichtrezeptpflichtige Arzneien kann man im Rahmen der sogenannten Selbstmedikation in der Apotheke kaufen.

1995 wurden insgesamt 1,7 Milliarden Packungen Arzneimittel verkauft, 95 Prozent über Apotheken, ein kleiner Rest über Supermärkte und Drogerien. Rechnet man einmal die gesamte Menge zusammen, so entfallen pro Jahr auf jeden Einwohner Deutschlands, ob Kleinkind oder Greis, im Durchschnitt 1.100 einzelne Pillen oder Kapseln, Zäpfchen oder Teelöffel Saft. Der Umsatz für die »Pillenbranche«, die Hersteller, Großhändler und Apotheker, betrug 46,4 Milliarden DM. Zu den 1995 am häufigsten verkauften Medikamentenarten gehören Schmerzmittel, Hustenmittel und Schnupfenmittel, die auf unterschiedliche Weise zur Gewöhnung und Abhängigkeit führen können, aber auch Herz-Kreislaufmittel wie die Beta-Rezeptorenblocker, die nicht selten mißbräuchlich angewendet werden. Diese und weitere Medikamentengruppen mit einem Mißbrauchs- und Abhängigkeitspotential werden in Kapitel 6 und 7 ausführlich vorgestellt (ab S. 97).

Bei den rezeptpflichtigen Arzneimitteln entscheiden Ärztinnen und Ärzte über Dosierung und Dauer der Anwendung. Sie stellen die Diagnose und verschreiben die entsprechenden Medikamente, die Heilung oder Besserung versprechen. Im Bereich der Selbstmedikation sind die Apothekerinnen und Apotheker die Fachleute; sie beraten im Rahmen ihrer beruflichen Aufklärungspflicht über Nutzen und Risiken von Arzneimitteln. Dies ist ein breites und verantwortungsvolles Aufgabenfeld, wie schon der Umfang der Selbstmedikation verdeutlicht: Rund 37 Prozent aller 1995 verkauften Medikamentenpackungen

**Die 1995 über Apotheken meistverkauften Arzneimittelgruppen in der Bundesrepublik**

| Rang | Indikationsgruppen | ca. Absatz in Packungen | ca. Umsatz in DM |
|---|---|---|---|
| 1 | Schmerzmittel | 194 Mio. | 802 Mio. |
| 2 | Husten- und Erkältungsmittel | 141 Mio. | 858 Mio. |
| 3 | Magen-Darm-Mittel | 136 Mio. | 1.775 Mio. |
| 4 | Hautmittel | 135 Mio. | 1.250 Mio. |
| 5 | Rheumamittel zum Schlucken und Einreiben | 90 Mio. | 749 Mio. |
| 6 | Schnupfenmittel | 70 Mio. | 274 Mio. |
| 7 | Beta-Rezeptorenblocker Calcium-Antagonisten ACE-Hemmer | 66 Mio. | 2.552 Mio. |
| 8 | Antibiotika | 52 Mio. | 923 Mio. |
| 9 | Herzmittel | 50 Mio. | 990 Mio. |
| 10 | Augenmittel | 48 Mio. | 300 Mio. |
| *Summe und Prozentanteile dieser zehn Arzneimittelgruppen am Gesamtmarkt* | | *981 Mio. (58,7 %)* | *10.474,2 Mio. (44,4 %)* |

gingen ohne Rezept über die Verkaufstische, der Umsatzanteil der nichtrezeptpflichtigen Mittel betrug 18 Prozent. Zum Vergleich: Der entsprechende Anteil liegt in der Schweiz bei 27 Prozent, in Frankreich, Belgien und Frankreich bei 18, in Italien und Irland bei 15, in Großbritannien und Spanien bei 12, in Ungarn bei 11, in Schweden bei 9 und in Österreich bei 8 Prozent.

Betrachtet man gegenüber den umsatzstärksten Arzneimittelgruppen die meistverkauften einzelnen Medikamente, so entfällt der überwiegende Anteil auf Arzneimittel der Selbstmedikation, weil sie gegenüber den verordneten Mitteln im Schnitt preisgünstiger sind: Ihr Durchschnittspreis liegt statt bei 34 DM nur bei etwa 12,60 DM.

Manche Arzneimittel haben in der Zwischenzeit ihre Zusammensetzung verändert. So gibt es das koffeinhaltige *Spalt N* nicht mehr, statt dessen wurde *Spalt AP* auf den Markt gebracht, das kein Koffein mehr enthält – eine vernünftige Entscheidung, weil Koffein in Schmerzmitteln immer wieder für deren mißbräuchliche Anwendung verantwortlich gemacht wird. Hierauf wird bei den Schmerzmitteln

**Die 1995 meistverkauften Arzneimittel in der Bundesrepublik**

| Rang | Indikationsgruppen | ca. Absatz in Packungen | Anwendungsgebiet |
|---|---|---|---|
| 1 | Thomapyrin (koffeinhaltig) | 20 Mio. (SM) | Schmerzen |
| 2 | Aspirin | 16 Mio. (SM) | Schmerzen |
| 3 | Aspirin plus C | 16 Mio. (SM) | Schmerzen |
| 4 | Olynth | 18 Mio. (SM) | Erkältung/ Schnupfen |
| 5 | ASS ratiopharm | 15 Mio. (SM) | Schmerzen |
| 6 | Paracetamol ratiopharm | 14 Mio. (SM) | Schmerzen |
| 7 | Spalt N (koffeinhaltig) | 14 Mio. (SM) | Schmerzen |
| 8 | Voltaren | 13 Mio. (Rp) | Rheuma |
| 9 | Bepanthen | 11 Mio. (SM) | z.B. Wundheilung |
| 10 | Otriven | 11 Mio. (SM) | Erkältung/ Schnupfen |
| 11 | ACC Hexal | 10 Mio. (SM) | Hustenlöser |
| 12 | Dallmanns | 10 Mio. (SM) | Lutschpastillen |
| 13 | Ben-u-ron | 8 Mio. (SM) | Schmerzen |
| 14 | Mucosolvan | 7 Mio. (SM) | Hustenlöser |
| 15 | Sinupret | 7 Mio. (SM) | Erkältung/ Schnupfen |
| 16 | L-Thyroxin Henning | 6 Mio. (Rp) | Schilddrüsen-hormone |
| 17 | Mobilat | 5 Mio. (SM) | Blutergüsse, Sportverletzungen |
| 18 | Magnesium Verla | 5 Mio. (SM) | Magnesium-Therapie |
| 19 | Neo Angin | 5 Mio. (SM) | Halsschmerzen |
| 20 | Calcium Sandoz | 5 Mio. (SM) | Calcium-Therapie |

*SM = vor allem Selbstmedikation, nicht rezeptpflichtig;*
*Rp = rezeptpflichtig*

(siehe S. 100) besonders hingewiesen, vor allem im Zusammenhang mit *Thomapyrin,* dem seit Jahren meistverkauften Arzneimittel überhaupt in der Bundesrepublik.

Unter den 20 am häufigsten verkauften Mitteln sind einige, die immer wieder im Zusammenhang mit mißbräuchlicher Anwendung oder sogar Abhängigkeit genannt werden, außer den koffeinhaltigen Schmerzmitteln zum Beispiel Nasentropfen wie *Olynth* oder *Otriven.* Schon diese Beispiele zeigen, daß bessere Information – auch über den ärztlichen oder pharmakologischen Rat hinaus – für Verbraucherinnen und Verbraucher dringend nötig ist. Die Arzneimittellisten in Kapitel 6 und 7 sollen hier eine Orientierungshilfe auf dem ausufernden Pharmamarkt bieten.

Viele Probleme mit Medikamenten, auch die des Mißbrauchs und der Abhängigkeit, entstehen aus der Unübersichtlichkeit des Arzneimittelmarkts insgesamt sowie der nicht sinnvollen Zusammensetzung einzelner Präparate. So ist eine Vielzahl von Arzneimitteln völlig unnötig mit Suchtstoffen vermischt, die erhebliche psychische und physische Nebenwirkungen auslösen können: Zum Beispiel enthalten Migränemittel den Suchtstoff Kodein, obwohl er keinen therapeutischen Nutzen bei der Behandlung der Migräne hat. Gallenmittel enthalten abführende Wirkstoffe, an die sich der Darm gewöhnen kann, obwohl diese bei Gallenbeschwerden nicht indiziert sind. Solche Mittel sollen endlich im Frühjahr 1997 vom Markt genommen werden. Grippemittel enthalten Alkohol, obwohl Alkohol kein Arzneimittel ist.

Auf dem Arzneimittelmarkt findet sich also nicht nur Umstrittenes oder nicht sinnvoll Zusammengesetztes, sondern auch Problematisches. Dies ist unter anderem eine Folge der Gesetzgebung im Arzneimittelbereich und der zögerlichen Arbeit des Bundesinstituts für Arzneimittel und Medizinprodukte, das bislang von den vermarkteten 50.000 Arzneimitteln erst 18.000 auf Wirksamkeit, Unbedenklichkeit und pharmazeutische Qualität geprüft hat. Den pharmazeutischen Herstellern wurde über gesetzliche Regelungen zugestanden, Arzneimittel selbst dann noch bis zum Jahre 2004 zu vermarkten, wenn sie selber nicht an deren Wirksamkeit glauben. In diesem Fall müssen sie lediglich bis zum Jahre 1999 bekannt gemacht haben, daß sie auf eine Überprüfung und Zulassung durch das Bundesinstitut für Arzneimittel und Medizinprodukte verzichten. Ein im Hinblick auf die Umsatzerwartungen der jeweiligen Hersteller wahrhaft »versüßter« Abgang für »bittere« Pillen – auf Kosten des Verbraucherschutzes!

# Arzneimittel – beliebte Krücken im Alltag

**Fit for fun – Arzneimittel in der TV-Werbung**
*Alltag in der Stadt:* Lärm, viele Menschen auf einem großen Platz. Das Bild wird zum Standbild, ein männlicher Sprecher bewegt sich durch das stehende Bild und deutet auf einen Mann: Noch vor einer Stunde habe dieser Kopfschmerzen gehabt, aber »zum Glück gibt es *Spalt*«; der Sprecher zeigt den Zuschauern die kleine Pillenschachtel. Das Bild bewegt sich wieder. Eine Frau kommt eine Freitreppe heruntergelaufen und wird von dem Mann, der nun vom Kopfschmerz befreit ist, hochgehoben. Das Bild bleibt wieder stehen, die Frau schwebt freudestrahlend in der Luft. Der Sprecher fragt: »Warum die schönsten Stunden des Lebens verpassen? Es gibt doch *Spalt*.« Am Ende des Werbespots sieht man eine große weiße Tablette vor blauem Hintergrund und den Text: »*Spalt* schaltet den Schmerz ab – schnell«. Die Tablette dreht sich nach links, und man hört ein Geräusch wie das Schließen einer schweren Eisentür.
*Eine Szene auf dem Land:* Die Stimmung ist frisch und luftig, die Musik angenehm. Im Bild eine junge Frau, beschwingt und in einer duftigen weißen Bluse, ihr Haar flattert im Wind. Mit ihren langen roten Fingernägeln hantiert sie mit kleinen Pillen – vermittelt wird ein Hauch von Luxus. Eine einschmeichelnde Frauenstimme nennt den Produktnamen *(»Merz spezial Dragees«)*, eine Männerstimme spricht den Satz »Natürliche Schönheit kommt von innen«. »Von innen« meint hier aber nicht etwa eine schöne Seele, die nach außen wirkt, sondern den angeblichen Effekt der Dragees. Schönheit, so die Botschaft, kann konsumiert werden.

## Arzneimittel im Bild der Öffentlichkeit

Fernseh-Werbespots propagieren Arzneimittel für Situationen, die nichts mit Krankheit und Behandlungsbedürftigkeit zu tun haben. In ihnen geht es um Mißbefindlichkeiten im Alltag, die schöne und lustvolle Erlebnisse stören könnten – und deshalb mit Schmerzmitteln schnell »weggebeamt« werden. Der Konsum von Schmerzmitteln wird auf diese Weise als Brücke zur schnellen Gesundheit und zum Fitsein vorgestellt, die Pillen als selbstverständliche Alltagsbegleiter. Streng genommen ist dies aber bereits Arzneimittelmißbrauch: die Einnahme einer Substanz ohne medizinische Indikation und Notwendigkeit.

Auch Versprechungen wie zum Beispiel, daß sich Schönheit konsumieren ließe, gehen weit über die tatsächlichen Möglichkeiten von Arzneimitteln hinaus. Sie geben Medikamenten aber den Anstrich von »Wunderdrogen« als Lebenshelfer. Gleichzeitig werden sie als unproblematische Konsumgüter dargestellt, was den leichtfertigen und sorglosen Umgang mit Tabletten fördert.

Mißbraucht werden vor allem Arzneimittel, die anregend oder beruhigend auf die Psyche wirken oder die zur Vorbeugung geeignet scheinen. Mit ihnen werden lästige Alltagssymptome oft schon vor ihrem Auftreten prophylaktisch »kuriert« – Abführmittel werden eingenommen, damit es gar nicht erst zu einer Verstopfung kommt, Schmerzmittel dienen als prophylaktische Maßnahme gegen vielleicht durch die Arbeit entstehende Kopfschmerzen. Mögliche Einschlafstörungen nach einem hektischen Tag werden gar nicht erst zugelassen, sondern durch Schlaf- oder Beruhigungsmittel schon vorher behoben.

Psychisch wirksame Arzneimittel werden häufig auch in einer anderen als der vorgeschriebenen Dosierung oder länger als für einen ursprünglich vorgesehenen Zeitraum angewendet.

Arzneimittel entwickeln sich so zu täglichen Begleitern. Unabhängig davon, ob wirklich eine behandlungsbedürftige Krankheit vorliegt, werden sie zum besseren Funktionieren, zum Durchhalten mißbraucht, für viele Menschen sind sie schließlich ein »Dopingmittel« für den Alltag.

Die Werbung für Arzneimittel suggeriert, daß Gesundheit, Wohlbefinden, Freude im Alltag und Anerkennung mit Arzneimitteln erreicht werden können. Auch manche redaktionelle Beiträge in größeren Zeitschriften und Illustrierten lassen den Griff zur Pillenschachtel als harmlos und befreiend erscheinen und senken die Hemmschwellen der Verbraucher, Medikamente falsch anzuwenden:

Berichte in großen deutschen Illustrierten (z. B. »Stern« und »Bunte«) oder in Nachrichtenmagazinen (z. B. »Focus«) preisen immer wieder den Einsatz von Arzneimitteln als Lösungsstrategie für viele Alltagsprobleme. Bestimmte Präparate werden entweder direkt mit ihrem Markennamen oder mit dem Wirkstoffnamen genannt und wie

Glückspillen vorgestellt: als Hilfe gegen Einsamkeitsgefühle, Schlaflosigkeit, Liebeskummer, Schüchternheit, Trauer, Langeweile, Müdigkeit, gegen Schulangst bei Kindern, gegen Angst im Beruf und zur Alltagsbewältigung.

So empfahl ein Artikel in der »Bunten« im März 1991 eindrücklich, bei Liebeskummer das abhängig machende Schlafmittel *Rohypnol* einzunehmen. Berühmte Zeitgenossen wurden zitiert, die sich mit demselben Mittel über die Runden gerettet hatten. Schlußfolgerung: Wenn *Rohypnol* für Sylvester Stallone und Jonny Cash recht war, ist es für die Verkäuferin Maria aus Dortmund nur billig. Solche Artikel sind ein Aufruf zum Arzneimittelmißbrauch.

Ein weiteres Beispiel: Die Zeitschrift »Petra« pries im Juni 1991 ein Schlankheitsmittel an, das u.a. ein Mittel gegen Diabetes und ein Mittel zur Behandlung von Schilddrüsenerkrankungen enthielt – eine Zusammensetzung, die an die »Euskirchener Schlankheitskapseln« erinnert, die 1995 traurige Berühmtheit erlangten und an deren Nebenwirkungen möglicherweise einige Frauen starben. Zu den Nebenwirkungen solcher Mittel gehören zum Beispiel der gefährliche Lungenhochdruck, aber auch eine sich schnell entwickelnde Abhängigkeit.

Laut Gesetz darf für rezeptpflichtige Mittel nur in der ärztlichen Fachpresse geworben werden. Solche Darstellungen sind darüber hinaus fahrlässig und gefährlich: Sie erzeugen Nachfrage von Patientinnen und Patienten und beeinflussen so das ärztliche Verordnungsverhalten. Sie sind aber auch ein Anzeichen dafür, daß der Mißbrauch von Arzneimitteln bereits ein gesellschaftlich akzeptiertes Bewältigungsverhalten geworden ist.

## Verschreibungspraxis

Die meisten Arzneimittel werden von Ärztinnen und Ärzten erfolgreich und zum Nutzen der Patienten eingesetzt. Mit ihrer Hilfe können sie trotz Bluthochdruck oder Diabetes, Gicht oder Magengeschwüren ein relativ beschwerdefreies Leben führen. 20 bis 30 Prozent der verordneten Medikamente stehen jedoch, wissenschaftlich gesehen, auf wackeligen Füßen – das gilt zum Beispiel für viele sogenannte durchblutungsfördernde Mittel, Lebermittel, Venenmittel oder Mittel gegen niedrigen Blutdruck. Daß ihre Wirkung wissenschaftlich nicht überzeugend bewiesen ist, scheint sich auf ihren Absatz nicht negativ auszuwirken.

Die ärztliche Verordnung eines Arzneimittels wird neben wissenschaftlichen Kriterien auch von einer ganzen Reihe medizinferner Aspekte beeinflußt. Bei den sogenannten Wunschverordnungen werden zum Beispiel medizinisch nicht notwendige Zugeständnisse an die Patienten gemacht, um weder Patient noch Abrechnungsschein zu verlieren – Praxisbindung nennt man das. Medikamente rationalisieren die Praxis: Ohne die schnelle Arzneimitteltherapie wäre ein Patientendurchlauf, wie er heute in den Praxen üblich ist, kaum möglich. Schließlich spielt die Vorstellung, daß die Medizin gegen alle Leiden etwas zu bieten habe müsse, eine große Rolle. Ein Arzt darf nicht hilflos sein – dies ist häufig genug der Ausgangspunkt für die Verordnung von Arzneimitteln ohne ausreichende medizinische Begründung und Notwendigkeit.

Diese Verschreibungspraxis wurde Ende der 80er Jahre von Experten offiziell kritisiert. In den »Empfehlungen der Expertenkommission der Bundesregierung zur Reform der Versorgung im psychiatrischen und psychotherapeutisch/psychologischen Bereich« heißt es im Kapitel über die »Situation der Medikamentenabhängigen«:

»Nach wie vor suggeriert die Werbung der Pharmaindustrie bei Schmerz-, Schlaf- und Beruhigungsmitteln optimale Wirkung. Sie verspricht Linderung und Heilung von Beschwerden und Symptomen, auch wenn diese gar nicht Ausdruck einer Krankheit sind. Sie verleitet zu kritikloser Einnahme oder Verschreibung. Die Zahl der rezeptfreien Medikamente mit Abhängigkeitspotential ist nach wie vor außerordentlich groß. (...) Eine große Zahl Medikamentenabhängiger ist durch Zutun von Ärzten abhängig geworden. Die voreilige Verschreibung von Schmerz-, Schlaf- und Beruhigungsmitteln führt zwar in der Regel kurzfristig zu deutlicher psychischer Entlastung, aber unbemerkt und unterstützt durch den rezeptierenden Arzt geraten auf diese Weise viele Patienten allmählich in die Abhängigkeit. Dabei führt bereits die langdauernde Einnahme in »therapeutischer« Dosierung bei bestimmten Beruhigungsmitteln mit langen Halbwertszeiten zur psychischen und körperlichen Abhängigkeit. (...) Bei bestimmten Beruhigungsmitteln (Tranquilizern) entsteht bereits bei niedriger Dosierung eine Abhängigkeit (low-dose-dependency), die mit erheblichen Absetzerscheinungen einhergehen kann. (...) Trotz Fortbildungen (...) sind viele niedergelassene Ärzte und Krankenhausärzte viel zu großzügig und leichtfertig in der Verordnung von Medikamenten, die Abhängigkeit erzeugen.«

Als Mißbrauch von Arzneimitteln bezeichnet man zunächst den individuellen Fehlgebrauch vor allem psychisch wirksamer (psychotro-

**Wer ist verantwortlich – Pharmaindustrie oder Ärzte?**

Im FAZ-Magazin vom 24. 11. 1989 war ein bemerkenswertes Interview abgedruckt:

*In der Bundesrepublik sind schätzungsweise zwei Millionen Menschen tablettensüchtig. Fühlt sich die pharmazeutische Industrie mit verantwortlich?*

Aber sicher. Wir liefern die Produkte. Wir müssen sicher nur einen Teil der komplexen Gründe, die zum Mißbrauch führen, verantworten, aber ich glaube, ein vor Jahren noch fehlendes Sensorium hat dazu geführt, daß man lange Zeit in der Werbung die Nebenwirkungen zu leise ansprach. Der zweite, der Verantwortung trägt, ist der Arzt, denn ein Großteil der Arzneimittel, die zur Abhängigkeit führen, ist rezeptpflichtig. Aber auch heute gefällt mir die eine oder andere werbliche Aussage überhaupt nicht. Es ist ein Dilemma: Wie weit kann ein Hersteller die Vorzüge seines Medikaments gegenüber dem Laien herausstellen, ohne ihn in den Teufelskreis der Abhängigkeit »hineinzuwerben«?

*Sind die Ursachen für Medikamentenmißbrauch bekannt?*

Ja. Es gibt eine ausreichende Literatur. In der Regel sind Problemsituationen die Auslöser. Eine Werbung, die zum Glück längst vergessen ist, »Sonnenbrille der Psyche«, hat den Eindruck vermittelt, ihr könnt beliebig viele Probleme haben, nehmt ein paar Pillen ein, und sie sind gelöst. Das ist verheerend gewesen. (...) Ich habe oft gesagt, daß es bei einigen Anzeigen einen Aufschrei der Ärzteschaft hätte geben müssen. Nichts ist geschehen.«

Der Interviewte war der Hauptgeschäftsführer des Bundesverbands der pharmazeutischen Industrie e.V. (BPI), Prof. H. R. Vogel. Die Aussagen künden von einer Einsicht, die sich leider keineswegs allgemein durchgesetzt hat. Daher wird es sicherlich auch weiterhin genügend Anlässe geben, pharmazeutische Hersteller mit diesen Aussagen zu konfrontieren, zum Beispiel die Schweizer Firma Oryx. Die warb nämlich noch im Jahre 1990 mit folgender Anzeige für ein diazepamhaltiges Mittel: »16jähriges Mädchen. Ihr Freund hat ein anderes Mädchen gefunden. Zur Überbrückung ihres Kummers braucht sie eine Hilfe. Es empfiehlt sich *Paceum 2mg* (Diazepam).« Diazepam ist nie zur Anwendung gegen Liebeskummer zugelassen worden. Die Prävention gegen Arzneimittelmißbrauch und -abhängigkeit beginnt daher bereits bei der Verhinderung solcher Aussagen.

per) Arzneimittel über zu lange Zeiträume in zu hohen Dosierungen und/oder in nicht indizierten Anwendungsbereichen. Dieser Mißbrauch ist aber häufig von ÄrztInnen mit verursacht – ein sozusagen verordneter Mißbrauch, der viele PatientInnen in einer Abhängigkeit zurückläßt.

Mißbrauch führt nicht zwangsläufig in die Sucht. Oft kommt es jedoch nach einer psychischen und vor allem physischen Gewöhnung an bestimmte Mittel zum Dauergebrauch, um Entzugserscheinungen vorzubeugen, wie sie beim Absetzen oder Unterbrechen der kontinuierlichen Einnahme entstehen. Die fortgesetzte Verordnung der Arzneimittel führt dabei zur Erhaltung der Abhängigkeit und in den Teufelskreis einer Suchtkarriere.

## Legale Alltagsdrogen vom »Dealer« in Weiß?

Die Arzneimittelgruppe, die am häufigsten mißbraucht wird, ist die der benzodiazepinhaltigen Schlaf- und Beruhigungsmittel (Tranquilizer). Diese Mittel haben ein besonders hohes Abhängigkeitspotential bereits bei niedriger Dosierung (low-dose-dependency).

Bei bestimmten Krankheitsbildern können sie kurzfristig eine unverzichtbare Hilfe sein. Eine zwei- bis vierwöchige, kontrollierte Anwendung solcher Präparate z.B. bei schweren Angst- und Erregungszuständen, Ein- und Durchschlafstörungen – auch vor oder nach Operationen – ist oft therapeutisch sinnvoll und notwendig.

Problematisch wird es, wenn Benzodiazepine zu oft und über zu lange Zeit verordnet werden. Dies ist jedoch häufig der Fall: Viele Benzodiazepin-Verordnungen gehen in Langzeitverordnungen über, die Patientinnen und Patienten gewöhnen sich an das Mittel und geraten in die Abhängigkeit. Außerdem läßt die angstlösende Wirkung von Benzodiazepin-Derivaten bei länger dauernder Anwendung (mehr als vier Monate) nach. Sie wirken dann allenfalls noch beruhigend und streßabschirmend.

Der Mißbrauchskreislauf kommt in Schwung, wenn Ärzte über zu lange Zeit verschreiben und Patienten immer wieder in der Praxis erscheinen, weil sie eine Verordnung »ihres« Mittels erwarten. Schließlich können viele bereits Abhängige nicht mehr auf das Medikament verzichten, es sei denn um den Preis schwerer Absetz- oder Entzugserscheinungen. Statt Alltagsprobleme zu lösen (»Keine Scheinlösung von Problemen, sondern Lösung von Scheinproblemen« – frühe Werbung für *Librium*), sind die Pillen damit zum Auslöser schwerer Suchtprobleme geworden.

Neuere Untersuchungen zum Verordnungsverhalten bei Schlaf- und Beruhigungsmitteln kamen zu folgenden Ergebnissen:

- Sieben Prozent aller Patienten erhalten Medikamente mit Abhängigkeitspotential über lange Zeiträume, die eine Abhängigkeitsentwicklung sehr wahrscheinlich machen. Hochgerechnet bedeutet dies, daß an die 1,5 Millionen Patientinnen und Patienten betroffen sind.
- Wenn Medikamente mit Abhängigkeitspotential über einige Wochen verordnet werden, entstehen daraus meistens Langzeitverordnungen. Das zeigt sich daran, daß die gefährdeten Patienten die Mittel nicht nur in einem Quartal, sondern zu über 80 Prozent in zwei Quartalen und zu fast 60 Prozent in drei aufeinanderfolgenden Quartalen erhalten.
- Mehr als 80 Prozent der Langzeitverordnungen gehen an Patienten über 55 Jahre.
- Zwei Drittel der Medikamente mit Abhängigkeitspotential werden Frauen verordnet.
- Bei mehr als einem Drittel aller Patienten liefern die Diagnosen keine Hinweise auf psychische Befindlichkeitsstörungen oder psychiatrische Krankheitsbilder.
- Ausführliche diagnostisch-therapeutische Beratungsgespräche oder psychotherapeutische Hilfen, die über kürzere ärztliche Beratungsgespräche hinausgehen, finden bei weniger als 20 Prozent aller Patienten mit Langzeitverordnungen statt.
- 80 Prozent aller Verordnungen bezogen sich auf Schlafmittel und Tranquilizer vom Benzodiazepin-Typ.

Aus den Verschreibungsstatistiken geht außerdem hervor, daß rund 65 Prozent aller Benzodiazepin-Verordnungen von Praktikern und Allgemeinmedizinern verordnet werden, 23 Prozent von Internisten und nur zehn Prozent von Nervenärzten. Der allgemeinmedizinische Bereich ist offensichtlich besonders »anfällig« für die unspezifische Verschreibung dieser Substanz.

Die Verkaufsstrategien pharmazeutischer Firmen beeinflussen das ärztliche Verordnungsverhalten zwar massiv, doch das Angebot allein erzwingt nicht die Anwendung der Mittel. Ärztinnen und Ärzten sollte durchaus abverlangt werden dürfen, daß sie neben den Hochglanzbroschüren pharmazeutischer Hersteller auch vergleichende Bewertungen industrieunabhängiger Institutionen berücksichtigen. Eine sorglose Verschreibungspraxis ist typisch für nur wenig oder nur einseitig informierte Ärzte.

Nur knapp zehn Prozent aller Ärzte verordnen bereits 50 Prozent der gesamten Menge der obengenannten Schlaf- und Beruhigungsmittel. Das bedeutet, eine relativ kleine Gruppe von Ärzten in »Benzodiazepin-Schwerpunktpraxen« ist verantwortlich für die »Sucht auf Rezept«.

Arzneimittel werden auch dann verordnet, wenn eigentlich nichtmedikamentöse Therapien im Vordergrund stehen sollten. So sind viele Verordnungen von Beruhigungsmitteln und Tranquilizern gegen psychische Mißbefindlichkeiten im Alltag weder sinnvoll noch angebracht. Wenn Ärzte – als Experten – aber dennoch in solchen Fällen Arzneimittel verschreiben und ganz ernsthaft auf ihrer ständigen und zuverlässigen Einnahme bestehen, wenn es also offensichtlich kaum einen Bereich gibt, in dem Ärzte keine Medikamente einsetzen – wie sollen dann Patienten differenzieren lernen, wann sie sinnvoll eingesetzt werden können?

Arzneimittel sind eine schnell erreichbare chemische Krücke, sie riechen nicht wie Alkohol, sie sind leicht und unauffällig einzunehmen, und sie sind gesellschaftlich kaum umstritten, im Gegensatz zu Alkohol oder illegalen Drogen. Eine kleine Gruppe von Experten, Ärzte oder Apotheker, trifft die Auswahl – können Patienten und Verbraucher da mißtrauisch werden und an Mißbrauch oder Abhängigkeit denken, wenn sie ihre Arbeits-, ihre Wohn- oder ihre Beziehungssituation mit Arzneimitteln auf Rezept »regeln«?

## Pillen wirken wie »fester« Alkohol

Die Arzneimittel-Nebenwirkung »Abhängigkeit« tut körperlich nicht »weh«, sie ist kaum zu spüren – im Gegensatz zu den Entzugserscheinungen, die auftreten, wenn ein Tranquilizer oder ein Schlafmittel nach längerer Zeit abgesetzt wird. Kreislaufstörungen, Schwitzen, Unruhe, Aggressivität, Schlafstörungen sind typische Reaktionen. Um diese unangenehmen Symptome zu vermeiden, wird weiter geschluckt, die Abhängigkeit verstärkt sich.

Eine andere folgenreiche Nebenwirkung von Tranquilizern und Schlafmitteln: Sie können den gleichen Effekt haben wie 0,3 oder 0,4 Promille Akohol im Blut und führen auch zu entsprechenden Auffälligkeiten beim Fahren. Dies jedenfalls zeigte eine Untersuchung des Rechtsmedizinischen Instituts der Universität Homburg zwischen

1992 und 1994: In 60 Prozent der Blutproben von 114 verkehrsauffälligen Autofahrerinnen und Autofahrern fand sich kein Alkohol, sondern Medikamente und andere Drogen oder eine Mischung aus beidem. Dabei standen Cannabis (bei 43 Prozent der Proben) und Benzodiazepine (bei 39,5 Prozent der Proben) an der Spitze. In den 114 Blutproben wurden 70mal illegale Drogen und 68mal Medikamente gefunden, in vielen Fällen nebeneinander. Diese Ergebnisse zeigen die Häufigkeit des Konsums, aber auch, wie sehr solche Substanzen die Reaktion beeinträchtigen und die Sicherheit im Straßenverkehr gefährden.

Bei einer Stichprobe, die als repräsentativ für alle Autofahrer gelten kann, fanden die Untersucher in 2,7 Prozent der Fälle Benzodiazepine im Blut, in 0,7 Prozent Kodein oder Dihydrokodein, in 0,6 Prozent Cannabis und in 0,5 Prozent Barbiturate. Alkohol in einer Konzentration von mehr als 0,05 Promille wurde dagegen »nur« bei 1,2 Prozent der Fahrer gefunden. Dies verdeutlicht, wie ernst die Gefährdung von Autofahrern durch Arzneimittel auch im Vergleich zum Alkohol zu nehmen ist. Kampagnen gegen Alkohol im Straßenverkehr sind inzwischen an der Tagesordnung – Kampagnen gegen die bisher unterschätzte Gefahr durch Arzneimittel am Steuer dagegen überfällig.

Dies gilt um so mehr für die Kombination Tabletten und Alkohol. So zeigten andere Untersuchungen, daß die Unfallhäufigkeit deutlich erhöht war, wenn zu einer Blutalkoholkonzentration zwischen 0,7 und 1,29 Promille noch Tranquilizer oder Schlafmittel hinzukamen. Die Wirkung der Benzodiazepine verstärkt die des Alkohols, die Reaktionsfähigkeit wird stärker beeinträchtigt als nach Alkohol allein.

## Arzneimittel am Arbeitsplatz

Viele Menschen müssen Arzneimittel einnehmen, um überhaupt arbeitsfähig zu bleiben. Patienten, die unter der Parkinson-Krankheit, unter Depressionen oder unter epileptischen Anfällen leiden, kommen ohne Arzneimittel nicht aus. Unter den für sie notwendigen Medikamenten sind möglicherweise auch einige mit Suchtpotential (zum Beispiel Phenobarbital gegen epileptische Anfälle). In diesem Fall ist es wichtig, sich der Nebenwirkungen bewußt zu sein und darauf zu achten, alles zu vermeiden, was die Wirkung der Medikamente noch zusätzlich und unberechenbar verstärken könnte – wie zum Beispiel Alkohol.

Arzneimittel wirken sich auf die Sicherheit am Arbeitsplatz folgendermaßen aus:

- Beruhigungs- und Schlafmittel beeinträchtigen die Reaktionsfähigkeit.
- Psychostimulantien (dazu gehören auch Appetitzügler) führen zur Selbstüberschätzung und zu Fehleinschätzungen von Gefahrensituationen. Dies gilt auch für Koffein in Mengen über 200 mg (Energy-Drinks oder zwei bis drei Tassen Kaffee kurz hintereinander getrunken).
- Opioide (z. B. in Schmerz- oder Hustenmitteln) wirken in hohen Dosen beruhigend. Zusammen mit Alkohol mindern sie den Realitätsbezug.
- Auch Entzugssymptome können Gefährdungen auslösen: Kreislaufprobleme und innere Unruhe stören die Konzentrationsfähigkeit. Entzugssymptome können zum Beispiel auch nach einem Krankenhausaufenthalt auftreten, wo häufig noch abends – als »Bedarfsmedikalisierung« – Schlaftabletten angeboten werden. Die Patienten gewöhnen sich oft schon nach kurzer Zeit an diese Mittel, zumal sie selten darüber aufgeklärt werden, daß nach der Entlassung aus der Klinik beim Absetzen der Mittel Entzugserscheinungen auftreten können.

Die Unfallverhütungsvorschriften der Berufsgenossenschaften verlangen, daß Arbeitnehmerinnen und Arbeitnehmer nicht arbeiten dürfen, wenn sie aufgrund berauschender Mittel nicht mehr zuverlässig die eigene Sicherheit und die Sicherheit anderer gewährleisten können.

So heißt es in der Allgemeinen Unfallverhütungsvorschrift (VBG 1) Paragraph 38, Absatz 2: »Versicherte, die infolge Alkoholgenusses oder anderer berauschender Mittel nicht mehr in der Lage sind, ihre Arbeit für sich oder andere auszuführen, dürfen mit Arbeiten nicht beschäftigt werden.«

Hier sind Arzneimittel, die in therapeutischen Dosierungen genommen werden, nicht eingeschlossen, im Zweifelsfall kann allerdings ein medizinisches Guachten nötig werden. Zusammen mit Alkohol könnte aber zumindest zeitweise ein Rausch auftreten, der den Unfallschutz gefährden würde. Wer Psychopharmaka oder andere zentral wirksame Mittel einnehmen muß, sollte daher Alkohol unbedingt meiden.

**Unfallversicherung gefährdet!**
Weitgehend unbekannt ist, daß der Unfallversicherungsschutz bei der Einnahme von »berauschend wirkenden Medikamenten« entfällt – in Anlehnung an die Rechtsprechung bei Alkohol. (BSG, Urteil 1985 – 11 – 27 AZ 2 RU 75/84): So wurde einer Witwe, deren Mann auf einer Betriebsfahrt verunglückt war, die Auszahlung einer Hinterbliebenenrente verweigert, weil er zum Zeitpunkt des Unfalls unter Benzodiazepineinfluß stand. Der Anlaß zur Einnahme eines Medikaments wird vom BSG ebenso wenig berücksichtigt wie beim Alkohol. »Maßgebend für das Bestehen oder Nichtbestehen des Unfallversicherungsschutzes ist daher, wie sich die auf Alkohol und andere berauschend wirkende Mittel beruhende Fahrtüchtigkeit eines Kraftfahrers im zu entscheidenden Einzelfall ausgewirkt hat, d.h., ob diese allein wesentliche Bedingung des Unfalls gewesen ist.« Das BSG stellt auf der Basis eines Gutachtens weiter fest, »daß alle auf das zentrale Nervensystem wirkenden Substanzen potentielle ›andere berauschende Mittel‹ sind, die einen dem Alkohol gleichzusetzenden Zustand hervorrufen können. Dies trifft nach dem genannten Gutachten insbesondere auf ... *Valium 10* und *Betadorm* zu, da die in diesen Medikamenten enthaltenen Wirkstoffe eine besonders hohe potentielle berauschende Wirkung haben, die sich bei relativ niedriger therapeutischer Einnahmedosierung entfalten und zu einem Zustand der Fahruntüchtigkeit führen kann.« (Sozialrecht 1986, S. 220).

## Pillen gegen soziale Belastung

Bestimmte Arbeitsbelastungen wie Hektik oder Lärm, grelles Licht, strikte Zeittaktabhängigkeit, Monotonie, Isolation oder Kommunikationsbehinderung gehen – so zeigen viele Untersuchungsergebnisse – mit erhöhtem Schmerz- oder Beruhigungsmittelkonsum einher. Unzufriedenheit und Belastungssituationen sollen durch Arzneimittel gemildert, scheinbares Wohlbefinden hergestellt werden. Je weniger Spielraum Arbeitsplätze für eigene Gestaltungs- und Kommunikationsmöglichkeiten bieten, desto eher verleiten sie offenbar zum Griff nach der Pillenschachtel.

Aber auch Arbeitslose, die sich zur Untätigkeit verurteilt fühlen, versuchen ihre Situation oft mit Hilfe von Medikamenten zu bewältigen, wie in einigen Untersuchungen gezeigt werden konnte. Offenbar spielt die gesellschaftliche Situation der Arzneimittelkonsumenten eine große Rolle: Medikamente sollen über Entwertungsgefühle, soziale Isolation und Depressionen hinweghelfen. Dies betrifft auch viele Hausfrauen und ältere Menschen, denen überproportional häufig Beruhigungsmittel, Schlafmittel oder Antidepressiva ohne medizinische Indikation verordnet werden.

## Schlaf- und Beruhigungsmittel im Alter

Gertrude Krüger ist 65 Jahre alt, sie ist Lehrerin, lebt allein und ist tablettenabhängig. Seit zehn Jahren bekommt sie von zwei verschiedenen Ärzten Schlafmittel verordnet. Oft greift sie auch schon während des Tages zu den Pillen: »Wenn der leere, lange Nachmittag vor mir liegt, dann nehme ich ein *Rohypnol*. Damit kann ich mich ein wenig trösten, dann sind einfach die Stunden weg. Die überflüssige Zeit verschwindet durch den Schlaf.« Danach fällt es ihr oft schwer, die Schulhefte zu korrigieren. Am späteren Abend folgen aufs neue ein bis zwei Pillen, denn ohne *Rohypnol* ist schon seit Jahren nicht an Schlaf zu denken: »Die Tablette ist wie ein Freund. Wie eine Erlösung. Man träumt so wunderschön damit. Ich freue mich jeden Abend darauf. Auf eine Tasse Tee und ein bis zwei *Rohypnol*. Es ist der schöne Ausklang eines Tages. Ich möchte nicht darauf verzichten.« *(aus: A. Ernst/ I. Füller: Schlucken und schweigen)*

Frau Krüger gehört zu der großen Gruppe älterer Menschen über 60 Jahre, die Tag für Tag benzodiazepinhaltige Tranquilizer, Schlaf- und Beruhigungsmittel einnehmen – eine besonders auffällige Arzneimittelgruppe neben den eher somatisch orientierten Medikamenten.

Daß rund 60 Prozent aller Psychopharmaka älteren Menschen verschrieben werden, läßt sich kaum medizinisch begründen. Das gilt auch für die Arzneimittelgruppe der zerebralen und peripheren durchblutungsfördernden Mittel, vielfach Mittel von zweifelhaftem Nutzen. Hier werden sogar 82 Prozent der Verordnungen für Menschen über 60 ausgestellt. Diese hohen Anteile deuten darauf hin, daß Ärzte mit den psychischen und sozialen Problemen älterer Frauen und Männer kaum anders umgehen als mit medikamentöser Zuwendung. Die Ärzte zeigen sich als »hilflose Helfer«, die sich auf eine andere als die in der Medizin typische Art den Problemen von älteren Menschen nicht anzunähern vermögen.

Der größte Anteil der verordneten Psychopharmaka entfällt auf Schlafmittel *(Rohypnol, Noctamid, Halcion, Staurodorm Neu* oder *Dal-*

*madorm)* oder Tranquilizer *(Adumbran, Diazepam-Ratiopharm, Lexotanil, Oxazepam-Ratiopharm* oder *Praxiten).* Nach Krankenkassendaten werden im Schnitt 20 Prozent der älteren Patientinnen und Patienten mit diesen Mitteln vom Benzodiazepin-Typ behandelt.

Sie bergen das Risiko der Abhängigkeitsentwicklung, wenn der Einnahmezeitraum zwei bis vier Wochen übersteigt. Die genannten Mittel werden mit einem Anteil von bis zu 88 Prozent (z. B. *Adumbran*) an Versicherte über 60 Jahre verordnet, von diesen wiederum 60 Prozent in Langzeitmedikation. Dies macht das Abhängigkeitsrisiko überdeutlich.

**Abhängigkeitspotential der Tranquilizer**

| Alter | Abhängigkeitspotential bei Frauen | bei Männern |
|---|---|---|
| 40 – 49 | 11,2 Prozent | 10,0 Prozent |
| 50 – 59 | 19,0 Prozent | 16,7 Prozent |
| 60 – 69 | 27,0 Prozent | 20,3 Prozent |
| 70 und älter | 28,9 Prozent | 22,0 Prozent |

*(Quelle: Remien)*

## »Kumulationseffekte«

Die Nebenwirkungen von Beruhigungsmitteln sind für Menschen im höheren Lebensalter besonders gefährlich, da die Inhaltsstoffe vieler Medikamente bei ihnen langsamer abgebaut und ausgeschieden werden als bei jüngeren Menschen. Dies bedeutet, daß auch die unerwünschten Wirkungen länger anhalten und sich deutlicher bemerkbar machen. Das gleiche gilt für Wechselwirkungen mit anderen Arzneimitteln. Beispiel Diazepam, z. B. in *Valium*: Dessen Halbwertzeit – die Zeit, nach der noch die Hälfte des eingenommenen Wirkstoffs im Körper nachzuweisen ist – beträgt bei jüngeren Menschen 36 Stunden, bei älteren aber 98,5 Stunden. Das führt leicht zu sogenannten Hangover-Effekten sowie zu ständig steigenden Wirkstoffkonzentrationen im Körper.

Viele gerade älteren Menschen häufig verordnete Beruhigungs- und Schlafmittel gehören ohnehin schon in die Gruppe der lang wirksamen Mittel (z. B. *Rohypnol, Dalmadorm, Lexotanil* und *Librium;* weniger lang wirkende Schlafmittel sind z. B. *Remestan* oder *Noctamid).* Sie führen zu starken Beeinträchtigungen des Reaktionsvermögens und der Bewegungskoordination, zu Benommenheit und Unsicherheit beim Gehen, da sie auch morgens nach dem Aufstehen noch nachwirken.

So hängen viele Unfälle mit Knochenbrüchen (Hüftfrakturen, Oberschenkelhalsbrüche) bei älteren Menschen mit der Einnahme langwirkender Psychopharmaka zusammen. Darüber hinaus erhalten untergewichtige ältere Menschen, vor allem Frauen, häufig zu hohe Dosierungen beruhigender Mittel, da die Standarddosierungen für Menschen mit höherem Körpergewicht nicht nach unten korrigiert werden.

Etwa 15 Prozent der Tranquilizer oder Schlafmittel vom Benzodiazepintyp werden übrigens zusammen mit Präparaten aus der Gruppe der »durchblutungsfördernden Mittel« verordnet, die gerade bei älteren Menschen auch gegen Schwindelgefühle eingesetzt werden. Wahrscheinlich werden in vielen dieser Fälle Hangover-Effekte der langwirkenden Beruhigungsmittel behandelt, weil Ärztinnen und Ärzte viel zu wenig auf die Nebenwirkungen der Benzodiazepin-Derivate bei älteren Menschen achten.

Die Verschreibungspraxis bei Benzodiazepinen in der ambulanten Versorgung ist für viele ältere Menschen also mehr als bedenklich: Sie ist gefährlich.

## Ruhiggestellt

Der Anteil von Psychopharmaka-Verordnungen durch Allgemeinmediziner und Internisten ist unverhältnismäßig hoch (siehe S. 23). Spricht man Praktiker und Internisten auf diesen hohen Anteil an, so sind viele von ihnen zunächst irritiert und finden keine schlüssige Erklärung. Bei einigen heißt es dann nach kurzem Überlegen: »Ach ja, wir betreuen ein Altenheim.« – Alter als Erklärung für oft unbedachte und leichtfertige Verordnungen? Medikamente rationalisieren nicht nur die ärztliche Praxis (siehe S. 67), sondern auch den Betrieb in einem Altenheim.

Die Häufigkeit der Verordnungen von psychotropen Arzneimitteln an ältere Menschen hat keineswegs etwas mit der tatsächlichen Häufigkeit psychischer Erkrankungen im Alter zu tun. Unser Gesellschaftssystem hat die jungen, tatkräftigen, erfolgreichen und leistungsstarken Menschen zum Leitbild gemacht. Die »Alten« wurden zur Randgruppe gestempelt, der großteils Gleichgültigkeit, oft auch Mißachtung entgegengebracht wird. Depressive, ängstliche oder traurige Verstimmungen sind eine natürliche Folge dieser Verurteilung zum »Ruhestand«.

Viele körperliche Erkrankungen belasten auch die Psyche, was wiederum zur Verschlechterung des körperlichen Zustands führen kann. Wenn ältere Menschen aufgrund von körperlichen Veränderungen und Gebrechen Ängste entwickeln, bleibt es eine sehr vordergründige Therapie, ihre Angst mit Tranquilizern zu dämpfen. Das Gefühl, nutzlos zu sein, oder auch die Furcht, nicht mehr gemocht oder anerkannt zu werden, können nur bei sehr oberflächlicher Betrachtung eine Verordnung antidepressiv wirkender Mittel begründen.

Auch die im Alter viel beklagte Schlaflosigkeit ist in den seltensten Fällen eine Krankheit. Bei älteren Menschen nimmt das Schlafbedürfnis ab, fünf bis sechs Stunden können ihnen schon ausreichen. Oft bekommen Ältere Schlafpillen nur deswegen verschrieben, weil sie selber oder ihre »Lieben« meinen, daß sie mindestens acht Stunden schlafen müßten. Wird diese Norm über Schlafmittel erzwungen, entsteht schnell ein Kreislauf, der nach sechs bis acht Wochen wegen der Gewöhnungseffekte kaum mehr zu durchbrechen ist.

Gesundheit im Alter bedeutet, trotz körperlicher Störungen ein erfülltes Leben führen zu können. Ärzte sollten deshalb mehr auf die psychosozialen Ursachen von Krankheit im Alter achten, sollten Lebenshelfer und Betreuer, nicht Diagnostik- und Therapietechniker sein. Mit der viel zu häufigen Verschreibung von Beruhigungsmitteln schränken Ärzte die soziale Kommunikationsfähigkeit und Lebendigkeit alter Menschen oft noch weiter ein. Die Übermedikation alter Menschen zeigt deutlich, daß das Medizinsystem mit den falschen Mitteln an Symptomen herumdoktert, die eigentlich nicht medikamentös behandelt werden dürften.

## »Mother's little helpers«

Frauen bekommen insgesamt zwei Drittel aller beruhigenden Psychopharmaka verordnet und werden besonders häufig von Arzneimitteln abhängig. Was macht das Thema »Arzneimittelmißbrauch« zu einem typischen Frauenthema?

Die Alltagsrealität von Frauen, ob sie berufstätig sind oder nicht, ist oft geprägt durch die widersprüchlichen Anforderungen der Arbeitswelt und der Familie. In der Arbeitswelt muß Privates weitgehend ausgeblendet werden. Im Binnenraum Familie gilt es primär als Aufgabe der Frauen, ein warmes und vertrauensvolles Klima herzustellen, das die Härten der äußeren Welt auszugleichen hilft. Die besondere Überlastung vieler Frauen entsteht im Versuch, diesen Balanceakt fertigzubringen: einerseits in der Berufswelt zu funktionieren und andererseits in der Familie Spannungen auszugleichen, Konflikte abzupuffern, Beistand zu leisten, Mut zu machen, Stütze zu sein und generell Harmonie herzustellen. Zur widersprüchlichen Belastung durch Haushalt, Berufstätigkeit und Kindererziehung kommt meist noch der Anspruch hinzu, dem Image der jung-dynamischen und sexuell attraktiven Frau zu entsprechen.

Betreuende, fürsorgende und ausgleichende Tätigkeiten gelten noch immer als typisch weiblich und werden von Frauen ganz selbstverständlich erwartet. Für die Frauen selbst steht jedoch nur selten jemand zur Verfügung, der in ähnlicher Weise emotionale Versorgungsarbeit leistet, Zuwendung und Wärme vermittelt. Die »frauentypischen« Befindlichkeitsstörungen wie Angst, innere Unruhe, Abgespanntheit, depressive Verstimmungen usw. sind daher oft Ausdruck mangelnder Zuwendung, Wertschätzung und Anerkennung bzw. Ausdruck der Erschöpfung durch den unaufhörlichen Versuch, allen Anforderungen gerecht zu werden.

Frauen gehen außerdem, wenn sie an seelischen Problemen leiden, eher zum Arzt als Männer, und entsprechend häufiger werden bei ihnen psychische Erkrankungen diagnostiziert. Beispielsweise stellen Ärzte eine »vegetative Dystonie« oder »depressive Verstimmung« fast ausnahmslos bei Frauen fest. Dieses Krankheitsbild beschreibt nicht selten den Zustand einer von ihrem Alltag überforderten und »ausgebrannten« Frau.

Die so entstandenen Symptome werden von Ärztinnen und Ärzten oft über Jahre mit Beruhigungsmitteln, Tranquilizern und Schlafmitteln behandelt. Die Tabletten helfen den Frauen zunächst, im Alltag weiter zu funktionieren und die an sie gestellten Erwartungen zu erfüllen, vielfach um den Preis der Abhängigkeit. Sie gewöhnen sich rasch an ihre kleinen chemischen Helfer, innerhalb kurzer Zeit gehört die Tablette zum normalen Tagesablauf. Sie decken die Probleme für lange Zeit zu, die Fassade bleibt gewahrt.

Medikamente als unauffällige, »stille« Drogen kommen dem für Frauen typischen Suchtverhalten sehr entgegen: Selbst wenn Frauen trinken, tun sie dies heimlich und allein. Alkoholsucht bei Männern ist dagegen meist eine laute, auffällige Angelegenheit.

Wenn eine Frau schließlich schwer abhängig geworden ist und den Balanceakt zwischen Sucht und Normalität nicht mehr schafft, sind die sozialen und persönlichen Konsequenzen für sie gravierend. Offen abhängige Frauen gelten als schwach und haltlos, sie »rutschen« rasch in eine ausweglos erscheinende soziale Isolation. Untersuchungen haben gezeigt, daß Ehe und Partnerschaft bei einer Sucht des Mannes deutlich länger aufrechterhalten werden als bei einer Suchterkrankung der Frau. Die Partner von abhängigen Frauen sind wesentlich seltener bereit, diese zu stützen und an therapeutischen Gesprächen im Rahmen einer Paartherapie teilzunehmen als umgekehrt die Frauen abhängiger Männer.

**Studie der WHO: Ehe macht die Frauen krank**
Depressionen und Angstzustände kommen bei verheirateten Frauen insgesamt bis zu dreimal häufiger vor als bei verheirateten Männern. »Die Ehe scheint bei Männern einen Schutzeffekt hervorzurufen, nicht aber bei den Frauen«, konstatieren die Autoren einer Studie der Weltgesundheitsorganisation (WHO), die im Oktober 1996 veröffentlicht wurde. »Verantwortlich sind insbesondere die sozialen Umstände: Männer können außerhalb des Hauses arbeiten, während Frauen oftmals ihre Selbstachtung aus der Hausfrauenrolle schöpfen müssen. Diese führt häufig zu Frustrationen durch Routine, Isolation und fehlendes Einkommen. Zudem ist die Rolle der Hausfrau in der modernen Gesellschaft zunehmend abgewertet worden«, schreibt die Weltgesundheitsorganisation. Auch im Berufsleben gehe es den Frauen oft nicht besser. Häufig werden Frauen am Arbeitsplatz benachteiligt, hinzu kommt der Spagat zwischen Arbeit im Betrieb und zu Hause, der zusätzlichen Druck erzeugt.

## Alltags-Doping bei Männern

Relativ wenige Männer werden tablettensüchtig – ihr Suchtverhalten unterscheidet sich von dem der Frauen ganz erheblich (siehe oben). Sie greifen bei drückenden Sorgen eher zur Flasche als zur Pillendose. Sie gehen seltener zum Arzt als Frauen, allein schon deshalb kommen sie weniger mit Medikamenten in Kontakt. Darüber hinaus werden Krankheitssymptome bei Frauen eher als psychisch bedingt diagnostiziert, bei Männern als organisch bedingt – das bedeutet, sie bekommen weniger Medikamente mit Abhängigkeitspotential verschrieben.

Eine Tablettensucht entwickelt sich bei Männern oft aus der Selbstmedikation mit energiesteigernden Mitteln, die ihnen helfen sollen, im Berufsleben besser zu funktionieren. Wo Frauen zur Überwindung akuter Erschöpfungssituationen und Krisen eher dämpfende und beruhigende Mittel einnehmen und verschrieben bekommen, sind es bei Männern meist solche, die eine stärkende und aufputschende Wirkung haben: Beruhigungsmittel werden doppelt so häufig an Frauen wie an Männer verordnet, Aufputschmittel dagegen häufiger an Männer.

Die ärztliche Diagnose und das Verschreibungsverhalten sind nicht unabhängig von Geschlechtsbildern: Dieselben Symptome bei Männern und Frauen – Streß und Überforderung – führen durchaus nicht zur selben Diagnosestellung und zur Verschreibung desselben Medikaments. Zum »aktiven« Männerbild paßt es nicht, »gedämpft« zu sein – zum »passiven« Frauenbild paßt es nicht, »gepusht« zu werden.

Leistungssteigernde Pillen haben ein hohes Abhängigkeitspotential – zumal der Druck, im Berufsleben »seinen Mann zu stehen« und das einmal erreichte Leistungsniveau mindestens zu halten, enorm hoch ist. Nicht wenige gestreßte Manager, leitende Angestellte und Selbständige halten ihren Berufsalltag nur »gedopt« durch. Sie schlucken die gesundheitlichen Folgen ihrer Dauerbelastung »weg«, denn sie können es sich nicht leisten, Schwäche zu zeigen. Deshalb wird es auch immer schwieriger, die Tabletten abzusetzen – der zu erwartende Leistungsabfall nach Absetzen der Tabletten wird schließlich zur existenziellen Bedrohung.

Auch am Arbeitsplatz zu fehlen, und sei es nur, um eine Erkältung auszukurieren, glauben viele, sich nicht leisten zu können. Krankheit gilt als Zeichen von Schwäche und freut die Konkurrenten. So nehmen mehr Männer als Frauen Mittel gegen Schnupfen und Husten, besonders Nasensprays (siehe S. 124), um die bei der Arbeit störenden Symptome zu mildern. Auch Schmerzmittel stehen bei Männern hoch im Kurs, wenn es darum geht, Krankheitssymptome zu unterdrücken. Der Leistungsanspruch wirkt sich schließlich auch in der Freizeit aus: Beim Bodybuilding oder beim Sport sind es vor allem Männer, die sich mit Anabolika »stärken« (siehe S. 185).

## Früh gelernt – Tablettenkonsum bei Kindern

Kinder lernen Arzneimittel durch die ärztliche Verordnung und durch die Einnahmegewohnheiten und Empfehlungen ihrer Eltern oder anderer Erwachsener kennen. Sie bekommen Medikamente, wenn sie krank sind – oder weil ihre Eltern sich von Multivitamin- und Mineralstoffpräparaten, Mitteln mit der »Gehirnnahrung« Glutaminsäure oder von pflanzlichen Kreislauf- und Beruhigungsmitteln eine höhere Leistungsfähigkeit und Ausgeglichenheit versprechen.

Schmerzmittel, die auch gegen erhöhte Körpertemperatur wirken, nehmen Kinder bis etwa zum zwölften Lebensjahr vor allem als fiebersenkende Mittel ein. Die Häufigkeit der Schmerzmittelverordnung pro Patient ist aus diesem Grund bis zum sechsten Lebensjahr am höchsten. Danach sinken die Verordnungsquoten, während ab dem zwölften Lebensjahr die Selbstmedikationsraten ansteigen, d.h., die Verwendung von Schmerzmitteln, die ohne Rezept direkt in der Apotheke gekauft werden.

Insgesamt verwenden innerhalb eines Monats etwa 25 bis 30 Prozent aller Kinder im Alter von 6 bis 14 Jahren Medikamente, etwa ein Drittel von diesen gleichzeitig zwei und mehr nebeneinander (Studie aus Nordrhein-Westfalen zum Thema »Kinder und Medikamente«, 1991).

## In der Regel Kopfweh

Während etwa bis zum zwölften Lebensjahr Jungen mehr Arzneimittel verschrieben bekommen als Mädchen, verändert sich von nun an die Situation: Ab dem zwölften bis vierzehnten Lebensjahr bekommen weibliche Patienten deutlich mehr Arzneimittel verordnet als männliche, eine Relation, die bis ins Alter erhalten bleibt.

Der Schmerzmittelkonsum ist bei Mädchen wegen der beginnenden Regelschmerzen höher als bei Jungen – dies spiegelt sich auch in den Angaben über Kopfschmerzen wider: So steigt der Anteil der Schülerinnen mit häufigen Kopfschmerzen von der 5. bis zur 9. Klasse kontinuierlich von ca. 20 auf 40 Prozent an. Erst in den höheren Klassenstufen nimmt diese Tendenz ab. Bei den Schülern zeigt sich dagegen ein relativ gleichmäßiges Niveau von etwa 15 bis 20 Prozent. Unter den Schülerinnen und Schülern mit häufigen Kopfschmerzen sind RaucherInnen und AlkoholkonsumentInnen deutlich häufiger zu finden als bei wenig schmerzgeplagten SchülerInnen (Projekt Gläserne Schule, ISAPP, 1995).

Bei Mädchen kommen durch die Menstruation ausgelöste Schmerzen hinzu. Ob und wie häufig sie während ihrer Regel Schmerzmittel einnehmen, hängt jedoch auch mit dem Vorbild ihrer Mütter zusammen. Kinder und Jugendliche schauen sich den Umgang mit Arzneimitteln in ihrer nächsten Umgebung ab. Dies macht sich die Werbung zunutze: So wird in der Reklame für ein bekanntes Schmerzmittel direkt darauf hingewiesen, daß auch »Mutti« dieses Mittel schon genommen hat.

Mädchen und junge Frauen lernen früh, daß sie mit Schmerzmitteln trotz ihrer Beschwerden funktionieren können. Man(n) soll ihnen die Schmerzen nicht anmerken, mit Tabletten lassen sie sich schnell und unauffällig wegschlucken. »Meine Kopfschmerzen sind schon schlimm, noch schlimmer ist allerdings, wie mein Mann darauf reagiert«, heißt es in der Werbung für ein vielverkauftes Mittel.

Für Jungen und junge Männer ist der Griff nach der Pillenschachtel wesentlich weniger selbstverständlich – sie lernen dafür meist früher, Spannungen mit Alkohol zu betäuben und ihre Konflikte »männlich« und laut abzureagieren.

## Gut drauf?

Etwa vier Prozent der Jugendlichen konsumieren Herz-Kreislaufmittel, sechs Prozent haben Erfahrungen mit Anregungsmitteln unterschiedlicher Art, von Koffein bis zu Appetitzüglern. Neben der Unterdrückung des Hungergefühls können sie eine deutlich aktivierende und auch euphorisierende Wirkung haben – die Jugendlichen fühlen sich »gut drauf«. Mit Herz-Kreislaufmitteln läßt sich der Kreislauf in Schwung bringen, der bei vielen Schülerinnen und Schülern morgens »am Boden« liegt.

Bei jüngeren Schulkindern sind nach wie vor Multivitaminpräparate (z.B. *Multi-Sanostol)* oder andere Mittel beliebt, die konzentrationsfördernd wirken sollen (z.B. *Voltax, Glutamin Verla, Glutiagil* u.a.). Sie nehmen sie nicht von selbst ein, meist glauben Eltern, ihren Kindern damit etwas Gutes zu tun. Sie übersehen dabei häufig, daß viele »Stärkungsmittel« alkoholhaltig sind – eine schlechte Empfehlung für Kinder. Auch hier tut die Werbung ein übriges, um Eltern von der unterstützenden Wirkung der Mittel zu überzeugen. So hieß es z.B. in einer Anzeige:

»Für Schüler ist *Glutiagil* geeignet
- die Leistungen in der Schule zu steigern
- die Auffassungsgabe und Merkfähigkeit zu verbessern
- Konzentration und Ausdauer zu erhöhen
- Examensvorbereitungen zu intensivieren
- einer zu raschen Lernmüdigkeit vorzubeugen
- Zerfahrenheit, Vergeßlichkeit und Unkonzentriertheit leichter zu überwinden.«

Verführerische Versprechungen – ob sie eingehalten werden, ist mehr als zweifelhaft.

Sicher ist dagegen, daß die Nebenwirkungen vieler Mittel gefährlich werden können. Die Beipackzettel informieren über mögliche Magenbeschwerden oder allergische Reaktionen bei Schmerzmitteln, über Herzrasen bei kreislaufanregenden Mitteln oder Appetitzüglern. Regelmäßige Medikamenteneinnahme kann leicht zu Mißbrauch führen, bei Schmerzmitteln mit mehreren Inhaltstoffen besteht auf Dauer die Gefahr von Nierenschäden.

Die psychischen Folgen sind gravierend, wenn Kinder und Jugendliche schon sehr früh die Erfahrung machen, daß mit Arzneimitteln vieles leichter zu gehen scheint, daß Konflikte weggeschluckt werden können, daß es offenbar gegen jedes Problem eine Pille gibt. Die Suche nach eigenen Bewältigungsmöglichkeiten von Spannungen und Streß – ob mit Hilfe von Sport, Spielen, Gesprächen, Lesen oder einfach Ausruhen – scheint nicht mehr notwendig. Arzneimittel bieten eine einfache und schnelle Lösung, sie werden nicht wie andere Drogen kritisch beäugt und sind leicht verfügbar.

Eltern sollten daher ihren eigenen Umgang mit Arzneimitteln überprüfen und sich kritisch fragen, ob sie ihren Kindern nicht allzu oft den leichtfertigen Umgang mit Schmerz- oder Beruhigungsmitteln vorleben. Kinder lernen von Vorbildern – von Erwachsenen, von ihren Eltern. Diese sollten nicht der Illusion aufsitzen, daß der Kauf von Vitaminpräparaten oder gar Psychostimulantien für ihre Kinder deren Schulprobleme lösen kann. Kreislaufanregende Mittel sind kein Ersatz für Sport und Bewegung. Kinder und Jugendliche wollen Gemeinsamkeit erleben, Zuwendung und Verständnis erfahren, dann brauchen sie sich in Konfliktsituationen auch nicht mit Hilfe von Tabletten zu beruhigen.

# Geschichte des Drogengebrauchs

Schon seit grauer Vorzeit benutzen Menschen Drogen – Substanzen, die in der Lage sind, die Stimmung, die Gedanken- und Gefühlswelt zu beeinflussen. Alle Völker und Kulturen kannten und kennen solche Stoffe, die zum Beispiel in religiösen Riten oder als Heilmittel eine Rolle spielten.

An vielen Orten der Erde ist der Konsum bestimmter Drogen seit Jahrtausenden Tradition: Im Jemen schätzt man das anregende Khat, in den Anden die Blätter des Koka-Strauchs, in Indien und dem südöstlichen China entspannen sich die Menschen beim Betelkauen, und in Mexiko nutzen viele Indianerstämme noch heute den Halluzinationen hervorrufenden Peyotl-Kaktus für kultische Rituale.

Neben dem in der jeweiligen Kultur akzeptierten, rituellen oder medizinischen Drogengebrauch unter teilweise strengen Vorgaben gab es auch immer schon Drogenmißbrauch durch einzelne, die sich nicht an die Spielregeln hielten und oft süchtig wurden.

Jede Substanz, die entspannend wirkt, das allgemeine Wohlbefinden steigert, Gefühle und Wahrnehmungen verändert, verführt zum Mißbrauch: Mit dem Stoff scheint alles leichter zu gehen, die Welt erscheint bunter, die Probleme kleiner, man selbst größer und stärker.

## Schlafmohn und Beruhigungsmittel

Der getrocknete Saft des Schlafmohns (Papaver somniferum), das Opium, ist eines der ältesten bekannten Heil- und Rauschmittel. Bereits um 4000 v. Chr. wird in den Schriften der Sumerer vom Saft des Schlafmohns und dessen wohltuender Wirkung auf die Psyche berichtet. Vom Zweistromland, der Heimat der Sumerer, gelangte das Opium zunächst nach Persien und Ägypten und von dort ins antike Griechenland, wo es auch seinen heute gebräuchlichen Namen bekam (opós = Saft). Mit der Eroberung Griechenlands durch die Römer verbreitete sich das Opium weiter nach Westen – wobei die Alpen eine »natürliche« Barriere für einen Handel mit dem nördlichen Europa bildeten. Rascher vollzog sich die Ausweitung des Opiumhandels von West nach Ost: Aus dem Mittelmeerraum nahm das Opium nämlich seinen Weg nach Indien und China und folgte damit den Routen arabischer Eroberer und Händler.

Der Islam verbot zwar den Konsum von Alkohol, nicht aber den anderer Drogen – deshalb war das Opium um 1000 n. Chr. im gesamten islamischen Raum hochgeschätzt, sowohl zu medizinischen als auch zu geselligen und religiösen Zwecken. Die Holländer bekamen 1677 das Ausfuhrmonopol aus Sumatra (dem heutigen Indonesien), einem der großen Opium-Anbaugebiete, zugestanden, nachdem ihre Ostindienkompanie bis dorthin vorgedrungen war. Der Hauptabnehmer war China. 1773 ging dieses schon damals sehr lukrative Handelsmonopol auf die Briten über, die chinesischen Häfen wurden auch für den europäischen Handel geöffnet. Damit begann die Opiumeinfuhr in die europäischen Hafenmetropolen wie London, Liverpool und Marseille.

Seit damals wurden das Opium und die anderen Inhaltsstoffe des Schlafmohns auch in Europa verwendet, allerdings mehr als Heilmittel. Opium als »Rauschmittel« oder als Mittel zur Entspannung kam hierzulande erst im Laufe des 19. Jahrhunderts in Mode. Vor allem Schriftsteller trugen dazu bei, indem sie ihre Erfahrungen im Opiumrausch in bunten Farben schilderten. In dieser Zeit breitete sich das Opiumrauchen in Künstlerkreisen immer mehr aus – obwohl bekannt war, daß es abhängig machen kann.

Mit dem Fortschreiten der medizinischen Forschung wurde es um 1800 möglich, die wirksamen Inhaltsstoffe vieler Heilpflanzen und -kräuter synthetisch als chemisch reine Substanzen herzustellen. 1804 gelang es dem Paderborner Apotheker Friederich Sertürner, die wirksame Substanz aus dem Schlafmohn zu extrahieren – wegen ihrer schlafbringenden Wirkung nannte er sie »Morphium«.

Durch die Erfindung der Spritze ließen sich Heilmittel auf neue Weise verabreichen: Reine Substanzen konnten in Wasser gelöst direkt in die Blutbahn injiziert werden. Die medizinische Wirkung der Substanzen war dadurch wesentlich zuverlässiger und erfolgte viel schneller. Die Kehrseite der Medaille: Auch alle ihre negativen Eigenschaften, wie Nebenwirkungen und Abhängigkeitsentwicklung, verstärkten sich durch das Spritzen.

Im Deutsch-Französischen Krieg von 1870/71 fand Morphin als injizierbares Schmerzmittel großzügige Verwendung. Viele Soldaten kehrten damals als Morphinabhängige aus dem Krieg zurück, die Morphinsucht wurde als »Soldatenkrankheit« bezeichnet. Auch viele

Ärzte und Apotheker, für die die Beschaffung von Arzneimitteln mit wenig Aufwand verbunden war, wurden zu Morphinisten.

Auf der Suche nach neuen Heilmitteln experimentierten Forscher weiter mit dem Morphinmolekül; schließlich wurde 1875 zum ersten Mal Heroin hergestellt. Die Substanz ähnelt dem Morphin, sie ist jedoch fettlöslicher und kann dadurch weit besser und schneller die Blut-Hirnschranke des Zentralnervensystems überwinden. Die Pharmakologen hielten den neuen Stoff für eine Art »Super-Morphin« zur Schmerzbekämpfung, zur Dämpfung des Hustenreizes und zur Förderung des Schlafes. Sie glaubten zunächst, es mache nicht abhängig. Bayer bot 1898 Heroin als stark wirksames Hustenmittel an und bewarb es – im Gegensatz zu den auch damals schon verwendeten kodeinhaltigen Hustensäften (siehe S. 115) – als nicht süchtig machend. Es dauerte lange, bis das hohe Suchtpotential des Heroins erkannt wurde. Vor allem die Forscher taten sich schwer damit, dies offiziell einzugestehen – erst nach mehr als 25 Jahren galt die Gefährlichkeit des Heroins als wissenschaftlich erwiesen.

In der Pharmakologie wird die Abhängigkeitsgefahr durch psychoaktive Substanzen allzu gern ignoriert oder verharmlost: So wurde auch die suchtauslösende Wirkung der Benzodiazepine erst in den achtziger Jahren anerkannt – rund 20 Jahre nach ihrer Einführung als Schlaf- und Beruhigungsmittel. Benzodiazepine wie *Valium* und *Librium* galten lange Zeit als gut verträgliche Alternative zu den bis dahin viel verwendeten barbitursäurehaltigen Schlaf- und Beruhigungsmitteln, deren hohes Suchtpotential bekannt war.

Es ist nicht einfach, mögliche Abhängigkeitsgefahren neu eingeführter Pharmaka sicher festzustellen. Dazu muß ihre Wirkung über lange Zeit genau beobachtet werden. Trotzdem werden auch nach den genannten schlechten Erfahrungen heute leichtfertig neue schlaffördernde und beruhigende Substanzen angeboten – oft mit dem Hinweis, daß sie angeblich nicht süchtig machen.

## Haschisch und Marihuana

Beide Substanzen werden aus der weiblichen Pflanze des indischen Hanfes (Cannabis) gewonnen: Haschisch aus dem harzigen Sekret der Pflanze, Marihuana aus der getrockneten Hanfpflanze selbst. Der berauschende Wirkstoff des Cannabis, das THC (Delta-9-Tetrahydrocannabinol), ist zu drei bis maximal zehn Prozent in den Haschischprodukten enthalten. Er beeinflußt das vegetative Nervensystem, wirkt beruhigend, steigert jedoch zugleich den Herzschlag.

Haschisch wirkt entspannend und leicht euphorisierend. Es intensiviert die Sinneseindrücke, macht jedoch eher träge und »friedlich«, ganz im Gegensatz zu den aufputschenden Drogen, die heute en vogue sind. Massenhafte Verbreitung fand es in der friedensbewegten Hippiekultur der 60er Jahre.

Auch das Cannabis ist eine alte Kulturpflanze, die von vielen verschiedenen Völkern zur Behandlung von Krankheiten und zum Erzeugen einer angenehmen Stimmung eingesetzt wurde. In China und Indien wurde Cannabis schon vier Jahrtausende v. Chr. als Heilpflanze genutzt, sie blieb Bestandteil der traditionellen Medizinsysteme wie der indischen Lehre des Ayurveda.

Vom fernen Osten gelangte der Hanf allmählich über die arabischen Länder nach Afrika und Europa, im 16. Jahrhundert mit den spanischen Eroberern auch in die Neue Welt. Cannabis war weit verbreitet als bewährte, vielfältig einsetzbare Arznei, als Genußmittel und Aphrodisiakum.

Seine Beliebtheit in der westlichen Medizin erreichte ihren Höhepunkt im 19. Jahrhundert, nachdem der englische Arzt O'Shaugnessey in Kalkutta die therapeutischen Möglichkeiten der Pflanze studiert hatte und sie 1839 in einer wissenschaftlichen Veröffentlichung als hervorragendes Mittel gegen Schmerzen und Muskelverspannungen pries. Sein Bericht stieß auf großes Interesse, und bald verschrieben viele europäische und US-amerikanische Ärzte in ihrer Praxis Cannabis gegen eine ganze Reihe von Beschwerden. Mit Hanfprodukten wurde wissenschaftlich experimentiert, und Forschungsberichte erschienen in großer Zahl.

Das Aufkommen des Morphiums, die Erfindung der Injektionsspritze und die Entwicklung der synthetischen Schmerzmittel verdrängten Cannabis schließlich wieder vom Heilmittelmarkt, da es sich nicht spritzen ließ und nicht so zuverlässig wirkte wie die Opiate und die neuen chemischen Analgetika.

Durch seine spätere Verteufelung als Suchtmittel und das Verbot des Anbaus und der Nutzung der Hanfpflanze gerieten ihre medizinischen Wirkungen in Vergessenheit. Das änderte sich erst 1964, als es gelang, den Cannabis-Wirkstoff THC zu isolieren. Seitdem haben viele Forschungsarbeiten die Heilwirkungen des Stoffs wissenschaftlich bestätigt, und in jüngster Zeit erlebt die Pflanze geradezu eine Renaissance. In Europa wie in den USA wird über eine Legalisierung und über ihren gezielten Einsatz zum Beispiel in der Schmerztherapie diskutiert.

Hanfprodukte eignen sich nach den Ergebnissen der modernen

Cannabisforschung u.a. zur Behandlung von Schmerzen bei chronisch Kranken, von Migräneanfällen, Muskelkrämpfen, Schlafstörungen, Appetitlosigkeit, Übelkeit und Erbrechen (zum Beispiel als Medikamenten-Nebenwirkungen in der Krebs- und Aidsbehandlung).

Haschisch als Heilmittel macht körperlich nicht abhängig und führt nicht zur Dosissteigerung. Ein exzessiver und dauerhafter Konsum als Rauschdroge kann jedoch psychisch abhängig machen, zu Konzentrationsstörungen und Persönlichkeitsveränderungen, passivem Verhalten und Realitätsflucht führen.

## Coffea arabica, die muntere Kaffeebohne

Nicht nur die Stoffe, die ein beruhigend-angenehmes Gefühl von Wärme und Wohlbehagen herbeizaubern und anschließend zu leichten Bewußtseinseinstrübungen und Schlaf führen, sondern auch Substanzen, die den Körper und die Psyche an- und erregen und damit in euphorische Zustände versetzen können, haben eine lange Mißbrauchsgeschichte. Hierzu zählen Koffein, Kokain und die synthetischen Stimulantien, die sich vom Amphetamin ableiten.

Im Gegensatz zu Kokain und den Amphetaminen wirkt Koffein weniger aufmunternd. Euphorische Stimmungen treten erst bei der Aufnahme von Mengen ab 600 mg Koffein auf – das entspricht acht bis zehn Tassen Kaffee.

Koffein wirkt – wie alle Psychostimulantien, aber schwächer – anregend und stimmungsverbessernd. Es vermittelt den Eindruck einer erhöhten geistigen Leistungsfähigkeit – Kaffee zu trinken, scheint einen »klaren Kopf« zu machen. Das kann leicht zur Selbstüberschätzung führen, zum Beispiel beim Autofahren.

Zigarettenrauchen bewirkt übrigens, daß das Koffein den Körper schneller wieder verläßt. Raucher müssen nahezu doppelt soviel Kaffee trinken wie Nichtraucher, um vergleichbare Koffein-Konzentrationen im Körper zu erreichen.

Das Kaffeetrinken war nicht immer gesellschaftsfähig. Im 17. Jahrhundert galt der Kaffee wie der Tabak als »Teufelswerk«. Kirchenväter und kirchennahe Philosophen sahen Kaffeetrinker in der Hölle schmoren. Auch der Obrigkeit galt der Kaffee als verdächtig; allgemein glaubte man, er trockne das Gehirn aus, führe zu Lähmungen und Impotenz und mindere die Gebärfähigkeit der Frauen. 1675 versuchte Karl II. die englischen Kaffeehäuser zu schließen. Dies alles konnte jedoch den Siegeszug des Kaffees im westlichen Europa nicht aufhalten: Die Kaffeehäuser wurden bald zum Mittelpunkt des gesellschaftlichen Lebens und waren häufig Zentren der Opposition.

Kaffee ist zwar kein Teufelszeug, aber exzessiver Kaffeegenuß birgt durchaus Risiken, die heute eher verharmlost werden. Wer ständig mehr als acht Tassen täglich trinkt, kann koffeinabhängig werden: Eine Tasse Kaffee enthält etwa 50 bis 80 mg Koffein, Suchtgefahr besteht bei Dauerkonsum von 600 bis 800 mg Koffein täglich. Die Entzugssymptome sind Nervosität, Kopfschmerzen, Konzentrationsstörungen und Reizbarkeit.

Mehr Koffein als gängige Softdrinks enthalten die neuen sogenannten Energy-Drinks. Die Werbung für diese hochdosierten koffeinhaltigen Limonaden verspricht eine enorme Leistungssteigerung nach Genuß des Produkts: »Red bull« und »Flying horse« sollen Flügel verleihen. Die traditionellen Colagetränke gelten plötzlich nur noch als halb so »cool«.

Die im Handel befindlichen Energy-Drinks enthalten pro 100 ml rund 32 mg Koffein. Wer eine Dose austrinkt, nimmt etwa 60 bis 80 mg Koffein auf, das entspricht ein bis zwei Tassen Kaffee. Bestimmte Zusätze verzögern den Abbau des Koffeins und verlängern so seine Wirkung auf das Zentralnervensystem.

Mißbräuchlich wird Koffein vor allem in Kombination mit erregenden und euphorisierenden Amphetaminen und ähnlichen Verbindungen verwendet, eine Kombination, die für Arzneimittel seit langem verboten ist. Die sogenannten Designerdrogen zusammen mit Energy-Drinks geben vielen jugendlichen Techno-Fans den nötigen Kick, um Marathon-Tanzveranstaltungen durchzustehen und Schlafdefizite zu kompensieren. Das kann sehr gefährlich werden, weil es das Warnsystem des Körpers ausschaltet: Signale wie Müdigkeit, Hunger, Durst und Schmerzen werden nicht mehr wahrgenommen. Es kann zu schweren Erschöpfungszuständen, Austrocknung und Herzversagen kommen.

## Von der Kokapflanze zur Designerdroge

Kokain (Erythoxylon Coca) ist der Hauptinhaltsstoff der sehr alten Heilpflanze Südamerikas: Die ältesten Hinweise auf einen Gebrauch von Koka, die an der Küste Ecuadors gefunden wurden, werden auf 3000 v. Chr. datiert. Der Kokastrauch war auch für die peruanischen Inkas eine heilige Pflanze. Sie kannten ihre pharmakologischen Eigenschaften und verwendeten die Pflanze im medizinischen Bereich und bei rituellen Handlungen. Ihr Gebrauch war ursprünglich nur den Angehörigen der Königsfamilie und den Priestern vorbehalten.

Durch das Kauen von Kokablättern konnten Hungergefühle unterdrückt, Aktivität und Leistungsfähigkeit gestärkt und Depressionen »geheilt« werden. Nach der Eroberung nutzten die Spanier diese Wirkung des Kokastrauchs für ihre wirtschaftlichen Interessen und unterstützten den Kokakonsum der Einheimischen. Die Arbeitsleistung der Menschen war größer, Verelendung und Sklavenarbeit schienen leichter erträglich, und wegen der wirklichkeitsverklärenden Wirkung der Pflanze kam es seltener zur offenen Meuterei. Schließlich verringerte die Unterdrückung des Hungergefühls die Kosten für die Ernährung der ausgebeuteten Inkas.

Die Kokapflanze, die von den spanischen Eroberern aus Peru mitgebracht wurde, erregte in Europa zunächst keine Aufmerksamkeit. Erst im 17. und 18. Jahrhundert begann man sich für deren Wirkung zu interessieren. 1787 riet der Jesuit da Antoni dazu, statt Tee und Tabak vermehrt Koka einzuführen, und der Arzt da Pedro schlug vor, Kokablätter zu einem festen Bestandteil der Schiffsvorräte zu machen. 1855 gelang es Gaedecke, einen Extrakt aus der Kokapflanze herzustellen, und 1860 isolierte Albert Niemann in Göttingen das Hauptalkaloid, dem er den Namen Kokain gab.

Die Aufmerksamkeit der westeuropäischen Gesellschaft stieg, als ebenfalls um 1860 der Neurologe Paolo Mantegazza seine persönlichen Erfahrungen mit der Pflanze beschrieb: Hochstimmung, das Gefühl von gesteigerter Lebendigkeit und Beweglichkeit, ein angenehmes Gefühl von Wachheit.

Und 1863 entwickelte der korsische Chemiker Angelo Mariani einen Kokaextrakt auf Weinbasis, den »Vin Mariani«. Der aufputschende Koka-Trauben-Mix wurde sowohl als Erfrischungsgetränk als auch als medizinisch wirksames Tonikum gegen Depressionen beworben.

In den Vereinigten Staaten von Amerika brachte 1886 der Apotheker J. S. Pemberton ein medizinisches Tonikum namens Coca-Cola in den Handel, das Kokain, Koffein und Kolanußextrakt, gemischt mit Sodawasser, enthielt. Er verkaufte es zunächst als Mittel gegen Kopfschmerzen und als Anregungsmittel. Später, nach geringfügigen Änderungen der Rezeptur und der Gründung der Coca-Cola-Company, wurde Coca-Cola als alkoholfreie Erfrischung zum Renner in den Drugstores Nordamerikas. Neben dem Extrakt aus der Kokapflanze enthielt das neue Erfrischungsgetränk auch Koffein. 1903 wurde der Kokaanteil der Limonade durch einen erhöhten Koffeinanteil ersetzt, als Reaktion auf den öffentlichen Druck wegen der bekannt gewordenen Suchtgefahr durch Kokain. Entkokainisierte Kokablätter wurden nur noch als Geschmacksbeigabe genutzt.

Kurze Zeit nachdem die Kokapflanze den europäischen Kontinent erreicht hatte, konnte Niemann im Jahre 1860 den Wirkstoff Kokain in chemisch reiner Form aus dem Pflanzensaft gewinnen und seine Struktur bestimmen. Nun, da die Reinsubstanz verfügbar war, wurde Kokain als stimulierende Droge immer bekannter. Sigmund Freud, Arzt und Begründer der Psychoanalyse, hat viel dazu beigetragen: Er testete Kokain im Selbstversuch und empfahl es 1884 in einer Veröffentlichung seinen medizinischen Kollegen als Mittel der Wahl gegen Depressionen und Angstzustände. Freud war so von den Wirkungen des Stimulans beeindruckt, daß er Kokain für die Behandlung der Morphinabhängigkeit propagierte. Als sich später bei den behandelten Patienten und Freunden die Fälle von Kokainsucht häuften, erntete er harsche Kritik.

Die Medizin entdeckte wenig später, daß das Kokain auch örtlich betäubende Eigenschaften hatte. Mit Hilfe von Kokain konnten Operationen in lokaler Betäubung durchgeführt werden, bei der die Patienten ansprechbar blieben, beispielsweise in der Augenheilkunde. In der modernen Medizin wird Kokain zwar nicht mehr als lokalanästhetische Substanz verwendet, die neuen Betäubungsmittel sind aber in ihrer Struktur dem Kokainmolekül nachgebildet.

Neben seiner Anwendung in der Medizin wurde das Kokain schon früh als Rauschdroge mißbraucht. Schriftsteller, Ärzte und Künstler konsumierten Kokain zur psychischen Stimulation und um die wohltuende Euphorie zu genießen. Kokain wurde zur »Modedroge der Schickeria« und verbreitete sich so stark, daß es heute nach dem Heroin zu den am meisten mißbrauchten illegalen Drogen zählt.

Die billigere Variante des Kokain, das Crack, bis jetzt noch vorwiegend in den USA verbreitet, ist sehr viel gefährlicher. Crack wird aus Kokain und Backpulver »gebacken« und geraucht. Auf diese Weise wirkt das Kokain binnen Sekunden und viel stärker, als wenn es geschnupft wird. Es macht sofort, also schon beim ersten Rauchen, süchtig und schädigt die Hirnnerven dauerhaft.

Alle aufputschenden Drogen – Kokain wie auch die sogenannten Partydrogen und Amphetamine –, erleben derzeit eine beachtliche Renaissance. »In« ist Fitneß, Wachsein, Leistung und Luxus – »out« ist passives »Rumhängen« und eine Droge wie Heroin, das inzwischen vor allem für soziale Verelendung steht. In Deutschland stieg der Anteil der erstauffälligen Konsumenten von Amphetamin, Kokain und

Ecstasy zwischen 1993 und 1995 von rund 36,6 Prozent auf 55,3 Prozent, während der Anteil der Heroin-User von 59,8 Prozent auf 39,6 Prozent zurückging.

## LSD

Als 1938 das LSD (Lysergsäurediethylamid, ein Wirkstoff des Mutterkorns, einem Pilz, der auf Getreideähren wächst) entdeckt wurde, hoffte man zunächst, es als pychogenen Wirkstoff therapeutisch einsetzen zu können. Doch sehr bald stellte sich heraus, daß es Psychosen eher verstärken oder gar hervorrufen kann, als sie günstig zu beeinflussen. Wegen seiner gefährlichen Nebenwirkungen wurde sein Einsatz alsbald verboten.

LSD hat eine ausgeprägt halluzinatorische Wirkung. Stärke, Stimmung und Dauer eines »Trips« sind nicht vorhersehbar und hängen sehr von der jeweiligen Verfassung des Anwenders ab. Die Halluzinationen und Wahrnehmungsveränderungen können als angenehm oder bedrohlich – bis hin zum »Horrortrip« – empfunden werden. Die Droge führt auf Dauer zu starken Persönlichkeitsveränderungen und kann psychotische Krisen mit Suizidgefährdung auslösen.

In den sechziger Jahren wurde LSD zur »Kultdroge« der Hippies, heute erlebt es im Zusammenhang mit Designer- und Partydrogen eine Renaissance. Dabei kommt es oft zur Einnahme völlig unberechenbarer Wirkstoffmixturen. LSD wird meist als Pille angeboten und entspricht so auch von der Form her der »modernen« Art der Drogeneinnahme.

## Aufputschende Pillen

Während Opium und Kokain immer auch als dämpfende beziehungsweise euphorisierende Rauschdrogen mißbraucht wurden, ist Amphetamin anfangs ausschließlich als medizinisches Heilmittel bei Asthma entwickelt und angewendet worden.

Die Forschung war auf der Suche nach einem Asthmamittel, das sich im Gegensatz zum bis dahin verwendeten Adrenalin auch als Tablette schlucken ließ.

Zunächst wurde dafür der Wirkstoff Ephedrin aus der Heilpflanze »Ephedra vulgaris« genutzt, die die traditionelle chinesische Medizin gegen asthmatische Beschwerden anwendete. Um 1935 ersetzte schließlich die synthetisch hergestellte Substanz Amphetamin den Pflanzenwirkstoff.

Amphetamin wurde als Asthmamittel gehandelt, obwohl schon früh deutlich wurde, daß es abhängig machen kann: Die Mißbrauchsproblematik galt für Wissenschaftler und Mediziner erst Jahre später als bewiesen.

Im Zweiten Weltkrieg kamen die Amphetamine zum Großeinsatz: Sie wurden systematisch an die Soldaten verteilt. Die deutsche Wehrmacht benutzte Benzedrin und *Pervitin* (Methamphetamin), wenn wichtige Einsätze bevorstanden. Deutschland versorgte seinen Verbündeten Japan mit *Pervitin*, das die Leistungen von Soldaten und Arbeitern in der Rüstungsindustrie steigern sollte. Auch die britische Armee ließ *Pervitin* in großzügiger Dosierung von allen Soldaten des Commonwealth schlucken. Lediglich die US-Armee gab offiziell keine Stimulantien an ihre Truppen aus – viele Truppenärzte verschrieben sie dennoch.

Offenbar gab es auch einen regen Medikamentenaustausch zwischen der englischen und der amerikanischen Armee. Man schätzt, daß mindestens 1,5 Millionen Truppenangehörige der amerikanischen Armee während des Krieges »gedopt« wurden. Nach dem Krieg gehörten Amphetamine zur Standardausrüstung der amerikanischen Armee.

Nach 1945 kam es in Japan wegen des Amphetamins zu einer Drogenkrise: Die Vorräte aus dem Krieg wurden damals in großen Mengen zum freien Verkauf auf den Markt geworfen. Durch den massenhaften Gebrauch waren die Nebenwirkungen unübersehbar geworden, was 1948 schließlich zur Einstufung der Amphetamine als Betäubungsmittel führte. Der rege Amphetaminhandel ging illegal auf dem Schwarzmarkt weiter, bis die Zahl der Amphetaminabhängigen durch Gesetzesverschärfungen und Aufklärungsprogramme schließlich von zwei Millionen Menschen auf ein paar Tausend zurückging.

Die japanische Drogenkrise wurde von den westlichen Industrienationen erst in den 60er Jahren wahrgenommen und diskutiert, als auch hier der Konsum legaler und illegaler Drogen zunahm. Seit damals werden Aufputschmittel in allen westlichen Ländern als Medikamente gehandelt, sie sind entweder rezeptpflichtig oder fallen unter das Betäubungsmittelrecht. Daneben wird mit Amphetaminen auf dem Schwarzmarkt ein schwunghafter Handel betrieben.

### *Ecstasy*

Seit Anfang der 90er Jahre erleben die Stimulantien im Umfeld der »Techno-Szene« eine Renaissance als sogenannte Partydrogen. Diese Substanzmixturen wirken stimulierend wie Amphetamine und Kokain oder halluzinogen wie LSD. Die wohl bekannteste Partydroge ist »Ecstasy«. Daneben werden immer wieder neue synthetische Aufputschmittel illegal zusammengebraut und auf den Markt geworfen. Die Hauptzielgruppe sind Jugendliche, die besonders gern bereit sind, Neues auszuprobieren.

Eine Zeitlang galt »Ecstasy« als vergleichsweise harmlos – inzwischen häufen sich aber die Hinweise auf ernsthafte Schäden durch den Dauergebrauch der bunten Pillen. Neben akuten Gefahren wie Erschöpfungszuständen und Depressionen nach Abklingen der Wirkung stehen die »Partypillen« in Verdacht, Nervenzellen zu schädigen und auf Dauer zu gravierenden Persönlichkeitsveränderungen zu führen. Eine häufige Einnahme führt zu Gewöhnung und Dosissteigerung. Gefährlich wegen der unvorhersehbaren Wirkungen ist auch der weit verbreitete kombinierte Konsum von Ecstasy mit anderen Drogen wie LSD, mit Koffein, Alkohol oder Medikamenten. So nehmen nicht wenige Konsumenten häufig Beruhigungsmittel, um das Nachlassen der Wirkung und den Übergang in den Alltag weniger krass zu erleben.

## Das Glück aus der Schachtel – von Valium zu Fluctin

Die Arzneimittelgeschichte zeigt neben vielen großen Erfolgen in der Behandlung von Krankheiten immer wieder auch fatale Fehlentwicklungen. Die Medizin hat mittlerweile für jedes Leiden eine Pille parat, und die Patientinnen und Patienten erwarten, daß sie die ärztliche Praxis mit einem Rezept in der Hand verlassen. Arzneimittel werden auch dann verschrieben, wenn Mißbefindlichkeiten eindeutig als Reaktionen auf belastende Lebens- und Arbeitsbedingungen erkennbar sind. Das Zudecken solcher Symptome mit Beruhigungsmitteln oder Psychopharmaka ist Arzneimittelmißbrauch, gleichwohl gängige Praxis. Typisch für eine solche Fehlentwicklung ist die Geschichte der Benzodiazepin-Anwendung – ähnliches deutet sich inzwischen bereits für das Mittel *Fluctin* an.

### Das Valium-Zeitalter

Als erstes Arzneimittel aus der Benzodiazepin-Familie kam 1960 *Librium* auf den Markt, 1963 folgte *Valium.* Das »Valium-Zeitalter« der »rosaroten Brille für die Psyche« war angebrochen. Die Pharmawerbung textete: »Nicht Scheinlösung für Probleme, sondern Lösung für

Scheinprobleme«, Magazintitel verkündeten »Valium rettet Ehen«, die Rolling Stones sangen von »Mother's little helpers«.

*Valium* und seine Verwandten *Lexotanil* oder *Tavor*, *Adumbran* oder *Rohypnol*, *Dalmadorm* oder *Mogadan* gelten auch heute noch als medizinisch sinnvolle und verträgliche Mittel gegen Muskelverspannungen, Krämpfe oder zur Behandlung von Angst- und Erregungszuständen sowie als Schlafmittel der ersten Wahl, wenn sie zeitbegrenzt eingesetzt werden (siehe S. 129).

Sie gerieten in die Schlagzeilen, weil immer mehr Ärztinnen und Ärzte die Benzodiazepine gegen »psychische Dysregulation« oder »psychovegetative Dystonie«, »Antriebsstörungen« und »Stimmungslabilität«, »Überforderungs- und Erschöpfungszustände« verordneten. Diese medizinisch kaum definierbaren Diagnosen stimmten nur entfernt mit den zugelassenen Anwendungsgebieten für Benzodiazepine überein, bezeichneten aber ein in den 60er Jahren verbreitetes Syndrom.

In den Zeiten des Wiederaufbaus und des Wirtschaftswunders drehte sich alles um Arbeit und Wirtschaftswachstum, körperliche oder seelische Probleme wurden eher vernachlässigt. Wenn Unzufriedenheit, Über- oder Unterforderung sich in diffusen Mißbefindlichkeiten wie zum Beispiel Herz- oder Magenschmerzen, Nervosität oder Einschlafstörungen äußerten, erschien der Gang zum Arzt als Lösungsweg.

Ärztinnen und Ärzte standen psychosomatischen Problemen mangels Ausbildung meist hilflos gegenüber, sie reagierten vor allem mit dem Griff zum Rezeptblock: So wurde die »medikamentöse Psychotherapie« zu einer millionenfach angewendeten, schnellen Symptomkur von überforderten Ärzten für überforderte Patientinnen und Patienten.

## Abhängig, aber stabil

*Valium* und seine Familie unterdrückte durch seine stabilisierende, beruhigende Wirkung Konflikte. Es wirke »zähmend«, hatte sein Erfinder L. Sternbach einmal geäußert. In diesem Sinne hatten die Pharmastrategen den Ärzten das richtige Mittel zur rechten Zeit in die Hand gegeben: Das Angebot der »chemischen Krücken« entsprach dem Bedürfnis nach schnellen und »zeitgerechten« Lösungen und bestimmte letztlich die ungeheure Nachfrage.

Die Folgen wurden erst viel später deutlich: 1,2 Millionen Menschen sind nach aktuellen Schätzungen heute benzodiazepinabhängig, vor allem ältere Menschen, vor allem Frauen (siehe S. 28, 137). Die Nebenwirkung »Abhängigkeit« war in der Euphorie der ersten Jahre und in den ständigen Berichten über die gute Verträglichkeit dieser Mittel gegenüber den bis dahin angewandten Barbituraten (siehe S. 131) »übersehen« worden – obwohl sie bereits seit 1961 bekannt war.

Die Diskussion über die Schattenseiten des Valium-Zeitalters führte 1979 im amerikanischen Senat zu einer Benzodiazepin-Anhörung. Sie wurde von Edward M. Kennedy geleitet, der die Situation in seinem Einleitungsvortrag mit den Worten schilderte: »Die Beruhigung Amerikas mit Tranquilizern ist zu einem großen Geschäft geworden. Millionen Dollar werden jedes Jahr ausgegeben, um die Ärzte davon zu überzeugen, daß Tranquilizer für eine ganze Reihe von Anwendungsgebieten nützlich sind, einige davon sind berechtigt, andere, wie z. B. Streß im Alltag, nicht. Unsere Botschaft an die Amerikaner ist sehr eindeutig: Wenn sie täglich *Valium* brauchen, um den Tag zu überstehen, sind sie abhängig und sollten sich nach Hilfe umschauen.«

## Mit Antidepressiva in die 80er

Seit Beginn der 80er Jahre sank die Zahl der Benzodiazepin-Verordnungen deutlich. War die Menge der seinerzeit in Deutschland verordneten Mittel noch ausreichend, um ca. 4,2 Prozent der Bevölkerung (alte Bundesrepublik) zu »versorgen«, so reichte sie 1993 noch für etwa 2,2 Prozent. Dafür haben sich inzwischen die Verordnungsmengen von Antidepressiva (z. B. *Aponal)* und Neuroleptika (z. B. *Imap 1,5*) deutlich erhöht – sie machen die »Verluste« der Benzodiazepin-Derivate nahezu wett. Eine problematische Entwicklung, weil diese Medikamente beträchtliche Nebenwirkungen haben und sich deshalb nicht als Beruhigungsmittel eignen.

Mit dem Abklingen des Valium-Zeitalters hatten seit den 80er Jahren sinneserweiternde Designer-Drogen Konjunktur, gemäß dem »Zeitgeist«, der das eigene Wohlbefinden und den individuellen Rückzug in den Mittelpunkt rückte. Gleichzeitig wurden die Lebens- und Arbeitsbedingungen schwieriger: Die Arbeitslosigkeit stieg, die Umweltschäden aus den Aufbauzeiten wurden unübersehbar, ökologische Katastrophen und Kriege widersprachen dem »Gut-drauf-sein« als Lebensstil. Viele Psychiater und Psychologen sehen in dieser Unvereinbarkeit von individuellen Wünschen und Zielen einerseits und den realen Lebensbedingungen andererseits den Grund für immer mehr depressive Erkrankungen. Die Arzneiverordnungen zeigen einen ähnlichen Trend: 1985 reichten die verordneten Antidepressiva aus, um rund 0,5 Prozent der Menschen in der Bundesrepublik zu behandeln, 1995 reichten die Mengen bereits für 1,2 Prozent der gesamten Bevölkerung.

## Fluctin als Droge der Happy Nation?

Ähnlich wie *Valium* zu Beginn der 60er Jahre kam Ende der 80er *Prozac* in Mode – gegen »Trauer, Pessimismus oder schöngeistigen Weltschmerz« (»Stern«).

*Prozac*, in Deutschland seit April 1990 als *Fluctin* auf dem Markt, wird insgesamt als besser verträglich eingeschätzt als die bis dahin angewendeten Antidepressiva, weil ihm die ruhigstellenden, herzschädigenden und vegetativen Nebenwirkungen der älteren Mittel weitgehend fehlen.

Dafür zeigten sich andere Nebenwirkungen: Oft schon zu Beginn der Therapie kann *Prozac/Fluctin* Erregungszustände mit Unruhe, Angst, Desorientiertheit und Schlafstörungen auslösen. In solchen Situationen steigt die Suizidgefahr. Einige Patienten klagen nach der Einnahme von *Fluctin* über unangenehme Schauer auf dem Rücken und haben das Bedürfnis, sich wie ein nasser Hund zu schütteln, manchmal kommt es zu zwanghaftem Gähnen, Migräneanfällen und Störungen der Sexualfunktionen. Etwa ein Prozent der Patienten verliert den Appetit – ein Grund, weshalb derzeit in den USA die Anwendung von *Fluctin* bei Eßstörungen (Bulimie) klinisch erprobt wird. Darüber hinaus reagieren drei Prozent der Anwender allergisch auf das Antidepressivum.

Dessenungeachtet gilt *Fluctin* in den Medien als »Glückspille«, als Wunderdroge, die gute Laune, besseren Sex und gesteigerte geistige Leistungsfähigkeit verspricht, werbewirksam gar als »Designer-Droge für die Happy Nation« betitelt. Ein Arzneimittel, das für die Behandlung einer schweren Erkrankung wie der Depression zugelassen ist, wird so zu einem leistungssteigernden Frischmacher für Gesunde stilisiert, als ob die Pille jedem das Zeug zum stets fröhlichen, geistig flexiblen und kontaktfreudigen Optimisten geben könnte. Eine solche – gesellschaftlich erwünschte – Seelenlage wird vielen Menschen als Schlüssel zum Glück vorgegaukelt, erreichbar durch den Griff zur Tablette, ohne »Umweg« etwa über eine langwierige Psychotherapie.

Den Weg zum Glück scheinen tatsächlich immer mehr Menschen »abkürzen« zu wollen: 1993 wurden in Deutschland noch rund 130.000 Packungen *Fluctin* verkauft, 1995 schon rund 300.000. Glück bleibt jedoch wie Lebensqualität eine sehr individuelle Erfahrung – es ist kein Gefühl, das man mit Millionen von Menschen teilt, die die gleiche Droge nehmen. Glücksgefühle aus der Schachtel sind darüber hinaus immer mit psychischer Abhängigkeit erkauft. Beim *Valium* kam die körperliche Abhängigkeit hinzu – welche unangenehmen Überraschungen das *Fluctin* noch zu bieten hat, wird sich, wie bei den Benzodiazepinen, erst längerfristig zeigen.

# Mißbrauch, Abhängigkeit, Sucht

## Was ist was? Begriffsklärung

Im alltäglichen Sprachgebrauch werden Begriffe wie Mißbrauch, Sucht und Abhängigkeit oft synonym verwendet. Sie beschreiben jedoch unterschiedliche »Zustände« und Stadien des Drogen- bzw. Arzneimittelkonsums. Das folgende Kapitel zeigt, was genau mit diesen Begriffen gemeint ist, welche Formen der Abhängigkeit es gibt – und was Drogen eigentlich sind.

### Drogen

Als Drogen wurden ursprünglich alle natürlich gewonnenen Heil- oder Arzneimittel bezeichnet – Zubereitungen aus der gesamten Pflanze wie jede Art von Pflanzenextrakt. In der Botanik und in der Pharmazie nennt man getrocknete Pflanzenteile, die als Tees, Aufgüsse oder zur Inhalation genutzt werden, auch heute noch »Drogen«.

Die Weltgesundheitsorganisation (WHO) definiert mittlerweile jede Substanz als Droge, die eine oder mehrere Körperfunktionen zu verändern vermag – egal, ob sie chemischen oder natürlichen Ursprungs ist. In diesem Sinne wird der Begriff Droge auch in diesem Buch gebraucht.

In der Umgangssprache sind mit Drogen meist Stoffe gemeint, die eine Abhängigkeit hervorrufen können – vor allem die illegalen Suchtstoffe wie Heroin, Haschisch, Marihuana und Kokain.

Substanzen, die den Stoffwechsel des Zentralnervensystems beeinflussen und damit das Bewußtsein und die Wahrnehmung der Realität verändern, können abhängig machen. Wie schnell das geschieht, hängt vom Wirkstoff, der Anwendungsweise, der Dosis und der Einnahmedauer ab.

### Mißbrauch

Unter einem Mißbrauch von pharmakologisch wirksamen Substanzen versteht man jeden Gebrauch, der von ihrer ursprünglichen Bestimmung abweicht. Ein »bestimmungsgemäßer Gebrauch« bedeutet, die

Arzneimittel werden im Rahmen des medizinischen Anwendungsgebiets (Indikation) eingenommen, für das sie zugelassen sind.

So ist die Einnahme von Opiaten (Morphin, siehe S. 100) zur Schmerzbehandlung von Tumorkranken keine mißbräuchliche Anwendung – wohl aber ihre Anwendung, um depressive Stimmungen zu dämpfen oder euphorische Zustände auszulösen.

Mißbrauch bedeutet noch keine Abhängigkeit, ist aber häufig die Vorstufe dazu. Die Substanz wird meist aus einem bestimmten Grund wiederholt mißbraucht: Abführmittel und Appetithemmer zum Beispiel, weil man glaubt, mit diesen Mitteln leichter abnehmen zu können, oder Aufputschmittel, weil man sich davon eine erhöhte Leistungsfähigkeit verspricht (siehe S. 144, 149). Der Übergang vom wiederholten Mißbrauch zur Abhängigkeit kann dann fließend werden.

## Abhängigkeit

Charakteristisch für eine Abhängigkeit ist der starke Wunsch, den Effekt einer wirksamen Substanz immer wieder zu erleben, sie also immer wieder einzunehmen. Abhängigkeit beschreibt einen kontinuierlichen Prozeß, dessen Endpunkt das Abgleiten in eine Sucht sein kann. Sie entsteht durch die gelegentliche oder dauerhafte Einnahme einer pharmakologisch wirksamen Substanz – das können Medikamente sein, aber auch Nikotin, Alkohol, »Schnüffel«stoffe und illegale Drogen.

Man unterscheidet zwischen physischer (körperlicher) und psychischer Abhängigkeit. Psychische oder auch seelische Abhängigkeit meint das Verlangen nach einem Zustand seelischer Zufriedenheit, der durch eine Droge hervorgerufen wird. Wie stark dieses Verlangen ist – oder auch, wie stark die Psyche an der Abhängigkeitsentwicklung beteiligt ist –, hängt neben sozialen Faktoren auch von den spezifischen Substanzeigenschaften ab.

Eine psychische Abhängigkeit entwickelt sich leicht bei Stoffen, die auf eine charakteristische Weise euphorisierend wirken und angenehme Gefühle hervorrufen – sie lassen den Wunsch nach wiederholter Einnahme entstehen. Dabei gibt es Unterschiede, die durch den jeweiligen Stoff, seine Verarbeitung im Körper und die Art seiner Anwendung bedingt sind. So macht ein Stoff um so eher abhängig, je rascher er wirkt, weil der Zusammenhang zwischen Einnahme und Wirkung sehr deutlich und positiv erfahren wird. Das Abhängigkeitspotential von injizierbaren Stoffen ist daher höher als das von Substanzen in Tablettenform.

Die physische oder körperliche Abhängigkeit kann man daran erkennen, daß beim Absetzen des Wirkstoffs Entzugserscheinungen auftreten. Diese Form der Abhängigkeit entsteht durch die wiederholte Anwendung eines Suchtstoffs – der Körper braucht den Stoff schließlich irgendwann und »rebelliert« mit unterschiedlichen Symptomen, wenn ihm dieser Stoff vorenthalten wird (siehe S. 61). Der Grad körperlicher Abhängigkeit ist je nach Stoff verschieden: So machen Morphin und Barbiturate in weit größerem Maße körperlich abhängig als Amphetamine. Für »physische Abhängigkeit« wird in der Pharmakologie auch der Begriff »Neuroadaption« (neuron: griech.: Nerv; Adaption: lat.: Anpassung) benutzt. Er drückt aus, daß sich das Nervensystem an die veränderten Verhältnisse im Organismus anpaßt.

Auch Substanzen ohne psychische Wirkungen führen zu einer körperlichen Abhängigkeit: Dies trifft vor allem für Abführmittel (siehe S. 169), Diuretika (siehe S. 165) oder bestimmte Nasentropfen (siehe S. 125) zu.

### *Primäre Abhängigkeit und Polytoxikomanie*

Mit »primärer Abhängigkeit« wird die Abhängigkeit vom ersten Suchtstoff im Leben bezeichnet, der als stofflicher Auslöser für die Suchtkrankheit gilt. Später kann durchaus auf andere Suchtstoffe »umgestiegen« werden.

Mit dem Begriff »Polytoxikomanie« wird die Abhängigkeit von mehreren Suchtstoffen bezeichnet, z. B. von Alkohol plus Schlafmitteln, oder illegale Drogen und Aufputschmittel. Viele schwer Abhängige entwickeln im Verlauf ihrer späteren Suchtkarriere eine Polytoxikomanie. Sie nutzen die Wirkung verschiedener Stoffe teilweise gezielt, um die jeweiligen Effekte zu steigern oder um unauffällig über den Tag zu kommen: tagsüber Beruhigungsmittel, abends Alkohol, nachts Schlafmittel, morgens Aufputschmittel.

Ein berühmter Polytoxikomane war Elvis Presley. Seine Vielfachabhängigkeit war bedingt durch suchterzeugende Arzneimittel, die ihm von einem willfährigen Arzt (»Pillenschleuder«) in beliebigen Mengen verschrieben wurden. Presley begann seine Suchtkarriere wahrscheinlich mit amphetaminhaltigen Arzneimitteln, die er im Rahmen seines Militärdienstes als Aufputschmittel erhielt. Er war immer ein leidenschaftlicher Heroingegner, nahm jedoch horrende Mengen unterschiedlicher Arzneimittel mit Suchtpotential ein. (Poser und Poser, 1996)

## Sucht

Sucht ist der am häufigsten verwendete Begriff für die Abhängigkeit von einem Suchtstoff. Süchtig nennt man Menschen, deren gesamte Lebensaktivität, deren ganzes Verhalten vom Drogengebrauch und von der Drogenbeschaffung bestimmt ist. Die Sucht bezeichnet also einen extremen Zustand, das letzte Stadium einer Drogenkarriere.

Mit Sucht assoziieren viele auch sozialen Abstieg, ein Außenseiterdasein und Kriminalität. Auch deshalb wird Sucht in der Familie und im Freundeskreis oft übersehen oder tabuisiert, wird ihr Öffentlichwerden als Schande empfunden. Die Alkoholsucht des Vaters oder die Medikamentensucht der Mutter ist meist erst dann Thema, wenn sie in der Familie nicht mehr verdeckt und »totgeschwiegen« werden kann.

Prinzipiell ist »Sucht« nicht gleichbedeutend mit »körperlicher Abhängigkeit«: Es ist durchaus möglich, süchtig zu sein, ohne eine körperliche Abhängigkeit zu entwickeln. Auch nichtstoffliche Dinge wie Arbeit, Gewinnspiele, Einkaufen oder sogar Sex können »süchtig« machen. Umgekehrt kann man körperlich abhängig, aber nicht süchtig sein. Der Körper kann sich beispielsweise an die kontinuierliche Zufuhr von Abführmitteln (siehe S. 169) gewöhnen, ohne daß dies von einem Suchtverhalten begleitet ist.

# Medikamentenabhängigkeit

## Pharmakologische Faktoren

Wie und wo ein Arzneimittel im Körper wirkt und auf welche Weise es der Organismus verarbeitet, beeinflußt die Entstehung einer Abhängigkeit erheblich. Alle im folgenden beschriebenen pharmakologischen Eigenschaften sind abhängigkeitsfördernd, da sie das körpereigene Gleichgewicht extrem stören. Bei einer Daueranwendung des Suchtstoffs reagiert der Körper auf eine solche Störung mit bestimmten Mechanismen (siehe Toleranz, S. 59), die die Abhängigkeit noch verstärken können.

### *Psychogene Wirkung*

Hat die Substanz psychoaktive Eigenschaften, das heißt, ist sie fähig, den Hirnstoffwechsel zu aktivieren, so stellt dies bereits eine Mißbrauchs- und Abhängigkeitsgefahr dar. Psychoaktive Substanzen bewirken positive Stimmungen und verdrängen negative Einflüsse von außen. Dadurch wird der Benutzer solcher Substanzen »positiv geprägt«. Das Nachlassen der Wirkung oder die Entzugssymptome sind dagegen unangenehm – so kommt es zu einer »negativen Prägung« durch den Stoff.

### *Verarbeitung im Körper*

Wie ein Stoff im Organismus verarbeitet wird, beeinflußt die Geschwindigkeit und die Stärke, mit der seine Wirkungen – und seine Nebenwirkungen – eintreten und mit der sie wieder nachlassen. So machen Substanzen, die schnell und in größeren Mengen in die Blutbahn und an die Orte gelangen, wo sie wirken sollen, leichter abhängig als Stoffe, die eher langsam am Wirkort ankommen.

Können diese Stoffe zudem schnell die Schutzschranke zwischen Blut und Hirnflüssigkeit überwinden, reichern sie sich auch im Zentralnervensystem an. Vor allem fettlösliche Stoffe besitzen diese Eigenschaft. Aufgrund solcher unterschiedlicher Eigenschaften können sich Vertreter derselben Arzneimittelgruppe auch in ihrem Abhängigkeitspotential unterscheiden.

Substanzen, die lange im Körper verbleiben oder sich anreichern, begünstigen die Entwicklung einer körperlichen Abhängigkeit oder Neuroadaption (siehe S. 55). Solche Stoffe werden in den Fettdepots des Organismus gespeichert. Diese geben sie in dem Maße wieder in den Blutkreislauf ab, wie sie durch die Nieren und den Darm ausgeschieden werden. Neben der Abhängigkeit kann dies bei einem Dauergebrauch auch zu einer schleichenden Vergiftung des Organismus führen: wenn im Körper größere Mengen des Suchtstoffes vorhanden sind, als er in der Lage ist auszuscheiden.

Wird eine Substanz dagegen schnell wieder aus dem Körper ausgeschieden, verliert sich ihre Wirkung entsprechend rasch. Wenn der Organismus bereits an den Stoff gewöhnt ist, beginnt der Entzugsstreß immer schon bald nach der Einnahme; deshalb wird ein solcher Stoff meist in relativ kurzen Abständen eingenommen.

### *Anwendungsweise*

Die Schnelligkeit, mit der ein Stoff seinen Wirkort erreicht, ist natürlich auch von der Art seiner Anwendung abhängig. Wenn eine Tablette geschluckt wird, muß der Wirkstoff zunächst daraus freigesetzt und über den Magen-Darm-Trakt in den Blutkreislauf aufgenommen werden. Beim Inhalieren oder Spritzen einer Substanz fällt der Weg über den Verdauungstrakt weg – der Stoff gelangt sofort oder ohne große Barrieren in den Blutkreislauf beziehungsweise ins zentrale Nervensystem.

Tabletten, wie zum Beispiel das Schlafmittel *Rohypnol*, werden deshalb auch aufgelöst und gespritzt oder Tropfen direkt gespritzt (zum Beispiel der Appetitzügler *Antiadipositum X-112)*. Nebenwirkungen wie entzündete Einstichstellen oder Spritzenabszesse bleiben dabei nicht aus.

## Anzeichen für Medikamentenabhängigkeit

Um eine Medikamentenabhängigkeit zu erkennen, orientieren sich Mediziner in ihrer Diagnosestellung häufig an den Kriterien der Weltgesundheitsorganisation und der amerikanischen psychiatrischen Gesellschaft. Sie sind auch für Laien eine wichtige Hilfe, um eine bereits bestehende Abhängigkeit zu erkennen. Allerdings schließen sie den Mißbrauch von Stoffen, die nicht auf die Psyche wirken (wie z. B. die Abführmittel), nicht mit ein.

Nach diesen Kriterien müssen für die Diagnose Medikamentenabhängigkeit mindestens drei der folgenden Punkte erfüllt sein (nach Poser und Poser):

- Das Arzneimittel wird in höherer Dosis oder länger eingenommen als ursprünglich geplant und beabsichtigt, die Einnahme geht über den Rahmen der ärztlichen Verordnung weit hinaus.
- Es besteht der Wunsch, den Tablettenkonsum zu reduzieren oder einzustellen, und es gab zumindest einen erfolglosen Versuch in diese Richtung.
- Das Mittel wird ohne Rücksicht auf gefährliche Nebenwirkungen (z. B. Nierenschäden durch Schmerzmittel) oder Gefahrensituationen (durch verlangsamte Reaktionsfähigkeit Unsicherheit am Steuer) eingenommen.
- Es wird Zeit benötigt, um die Substanz zu bekommen (z. B. Diebstahl und Fälschen von Rezepten, »Wandern« von Arztpraxis zu Arztpraxis und zwischen verschiedenen Apotheken), sie sich zuzuführen oder sich von der Wirkung zu erholen (z. B. wird viel Zeit mit Dösen im Bett verbracht).
- Es hat sich eine ausgeprägte körperliche Toleranz entwickelt: Um die gleiche Wirkung wie zu Beginn der Tabletteneinnahme zu

spüren, ist inzwischen die doppelte Dosis nötig. Bei gleicher Dosis nimmt die Wirkung deutlich ab.

- Wenn die Medikamentenwirkung nachläßt, kommt es zu charakteristischen Entzugssymptomen, manchmal auch zu Vergiftungserscheinungen.
- Die Medikamente werden genommen, um Entzugserscheinungen zu vermeiden.
- Wichtige soziale oder berufliche Aktivitäten oder Hobbys werden aufgegeben oder eingeschränkt, weil die Arzneimittelwirkung sie behindert oder unmöglich macht (z. B. wegen Konzentrations- und Gedächtnisstörungen, geistiger Abwesenheit, Interesselosigkeit).
- Der Medikamentenkonsum wird fortgesetzt bzw. weiter gesteigert, obwohl die sozialen, psychischen und körperlichen Folgeschäden bekannt sind und immer deutlicher zutage treten.

## Toleranzentwicklung

Eine »Toleranz« (Gewöhnung) ist entstanden, wenn der Körper auf eine pharmakologisch wirksame Substanz schwächer reagiert als vor ihrer wiederholten Einnahme. Der Begriff beschreibt eine wachsende Unempfindlichkeit der Körperzellen gegen diesen Stoff. Dieser Prozeß der Gewöhnung erklärt, warum bei vielen Suchtstoffen wie z. B. den Opioiden (z. B. in Schmerz- oder Hustenmitteln) die Dosierung ständig gesteigert werden muß, um die ursprünglichen Effekte in gleicher Stärke wieder zu erleben.

Toleranz kann auf unterschiedliche Arten entstehen:

- Viele Arzneimittelwirkstoffe werden an für sie charakteristischen Stellen im Organismus »gebunden«. Diese Stellen werden Rezeptoren genannt. Ist der Wirkstoff plötzlich dauernd im Körper vorhanden, kann sich die Anzahl seiner Rezeptoren verändern und damit die Art, wie der Stoff gebunden wird. Das kann eine höhere Arzneimitteldosis erforderlich machen, um die anfängliche Wirkung zu erhalten.
- Wegen der ständigen Reizung durch den Wirkstoff kann sich die Empfindlichkeit der Rezeptoren verringern – und damit auch der Effekt des Arzneimittels.
- Für den Abbau körperfremder Substanzen sind Enzymsysteme verantwortlich. Sind die Substanzen ständig vorhanden, erhöhen die Enzyme ihre Aktivität und bauen die Medikamentenwirkstoffe schneller ab.

- Bei der Toleranzbildung spielen auch die körpereigenen Überträger- oder Botenstoffe (zum Beispiel Adrenalin, siehe S. 46) eine Rolle. Durch ihre ständige Freisetzung kann sich ihre Konzentration verringern, was die Arzneimittelwirkung ebenfalls schwächt, da die entsprechenden Konzentrationen an Botenstoffen zur Erregungsübertragung fehlen.
- Schließlich ist der Organismus in der Lage, durch – noch nicht genau erforschte – umfassende und komplizierte Reaktionen das durch die Medikamentensubstanz gestörte körpereigene Gleichgewicht auf einem neuen Niveau wiederherzustellen. Durch diese Stoffwechselanpassung geht der Arzneimitteleffekt gegen null.
- Der Organismus kann sich bei dauernder Einnahme eines Arzneimittels auch auf dessen Nebenwirkungen einstellen. Beispielsweise leiden viele Frauen, die täglich die »Pille« nehmen, anfänglich unter depressiven Verstimmungen, Gewichtszunahme und Herz-Kreislaufbeschwerden. Diese Nebenwirkungen verlieren sich in der Regel nach drei Monaten kontinuierlicher Einnahme, die Hauptwirkung der Empfängnisverhütung bleibt aber bestehen.

### *Kreuztoleranz*

Eine Toleranz kann sich aber nicht nur gegenüber einem einzigen spezifischen Stoff entwickeln – auch die Wirkung verwandter Stoffe kann schwächer werden. Dieses Phänomen wird als Kreuztoleranz bezeichnet, wie es beispielsweise bei Beruhigungsmitteln wie Barbituraten und Alkohol auftritt. Ein Mensch, der sich an barbiturathaltige Schlafmittel gewöhnt hat, »verträgt« deshalb mehr Alkohol; umgekehrt können Barbiturate einen Teil der Alkoholmenge ersetzen, die ein Trinker braucht, um seinen Stoffpegel zu erreichen.

Da sich manche Narkosemittel von den Barbituraten ableiten, sind z. B. bei Alkoholabhängigen höhere Mengen eines Narkosemittels notwendig, damit sie eine betäubende Wirkung spüren: Ihre Körperzellen sind an die Substanz Alkohol gewöhnt und wegen der Kreuztoleranz auch gegen den Narkosewirkstoff unempfindlich geworden.

Toleranzphänomene können bei Abhängigen zu gefährlichen Überdosierungen und Vergiftungserscheinungen führen, wenn sie ihr Suchtmittel nach einer erzwungenen Abstinenzzeit, z. B. wegen eines Krankenhausaufenthalts, in der zuvor gewohnten Menge einnehmen.

*Tachyphylaxie*

Auch unter »Tachyphylaxie« versteht man den Wirkungsverlust eines Arzneimittels bei mehrfacher Anwendung. Die Wirkung verliert sich aber viel schneller als bei der Gewöhnung. Die Dosis muß bei einem Tachyphylaxie-Effekt deshalb innerhalb kürzester Zeit stark gesteigert werden – er fordert den Mißbrauch also geradezu heraus.
Ein Wirkstoff, der für seine Tachyphylaxie bekannt ist, ist das Ephedrin. Der schnelle Wirkungsverlust und seine Folgen werden zum Beispiel bei ephedrinhaltigen Nasentropfen sehr deutlich (siehe S. 127).

### Entzugssymptome

Ist der Organismus bereits an einen Wirkstoff gewöhnt, reagiert er meist mit Entzugssymptomen, wenn der Stoff plötzlich abgesetzt wird. Es können körperliche und psychische Symptome sein: starkes Schwitzen, Zittern, Magen-Darmkrämpfe, Herz-Kreislaufbeschwerden bis hin zum Kollaps, Schlafstörungen, Unruhe und Nervosität, manchmal auch Halluzinationen.

Oft sind die Entzugssymptome nicht von den Krankheitssymptomen zu unterscheiden, gegen die das Medikament ursprünglich eingenommen wurde – zum Beispiel bei Schlafmitteln (Schlaflosigkeit, Unruhe) oder Nasentropfen (Anschwellen der Schleimhäute, »medikamentöser Schnupfen«). Dies kann eine beginnende Abhängigkeit für die Betroffenen verschleiern, weil sie das Mittel schließlich immer länger gezielt gegen vermeintlich fortbestehende Symptome nehmen.

## Wie entsteht Sucht?

Eine Abhängigkeit oder Sucht entwickelt sich immer im Wechselspiel zwischen der Persönlichkeit des abhängigen Menschen, seinem sozialen Umfeld und den Wirkungen »seines« Suchtmittels.

Die individuelle Seite der Sucht, zum Beispiel des Medikamentenmißbrauchs, ist sicherlich die wichtigste. Die Ängste, Sorgen und Wünsche, die jemanden dazu verleiten, vorhandene Probleme mit Tabletten zu verdrängen, statt sie aktiv zu lösen, binden viel stärker an den Suchtstoff als dessen pharmakologische Eigenschaften.

Insofern ist die Bereitschaft, Medikamente zu mißbrauchen, eine ganz individuelle Strategie, um Probleme und Streß zu bewältigen.

Wie der Organismus auf die Tablettenwirkstoffe reagiert, ist weniger entscheidend als der starke Wunsch, mit ihrer Hilfe die Wahrnehmung einer schwierigen Situation zu vermindern.

## Individuelle Faktoren

Meist liegen die Wurzeln einer Suchtkarriere in der persönlichen Lebensgeschichte: Die Erfahrung physischer oder psychischer Gewalt in früher Kindheit, sexueller Mißbrauch, auch spätere traumatisierende Erlebnisse können schwer zu heilende Wunden in der Seele von Menschen hinterlassen. Ungelöste Konflikte mit den Eltern oder dem Partner, psychische Belastungen wie ein plötzlicher Todesfall, die Scheidung der Eltern, der Verlust der Arbeitsstelle oder die Mehrfachbelastung durch Familie, Ehe und Beruf können tiefe persönliche Krisen auslösen.

Eine Bewältigung solcher Krisen setzt die Fähigkeit voraus, Konflikte anzunehmen und sich offen mit ihnen auseinanderzusetzen. Nicht alle Menschen haben diese Fähigkeit in ihrem Leben entwickeln können. Viele Abhängige haben Angst vor Konflikten oder Schwierigkeiten, problembezogen zu handeln. Das Arzneimittel versetzt sie in eine weniger komplizierte, wenn auch irreale Welt. In besonders belastenden Situationen wird die »schnelle Lösung« so attraktiv, weil alles andere unerträglich anstrengend erscheint.

Manche Menschen lernen schon in ihrer Kindheit, wie Ängste und Spannungen in der Familie mit Alkohol und Tablettenschlucken verdrängt werden. Die Flucht aus der Realität mit Arzneimitteln und/ oder anderen Drogen wird dann zum fast selbstverständlichen Ausweg.

Viele Menschen, die an psychiatrischen Erkrankungen leiden, sind von Alkohol oder anderen Substanzen abhängig – wobei die Erkrankung nicht die Ursache für die Abhängigkeit ist. Die Abhängigkeit ist dann nur ein »begleitendes« Symptom der zugrundeliegenden Persönlichkeitsstörung.

### *Körperliche Prädisposition*

Wie sich ein Suchtverhalten entwickelt, hängt auch davon ab, wie empfindlich jemand auf den jeweiligen Substanzeffekt reagiert. Bei manchen Menschen hat eine Droge auf Anhieb eine besonders starke Wirkung – sie löst zum Beispiel schon beim ersten Kontakt eine ausgeprägte Euphorie aus. Das kann schnell zur psychischen, aber auch

**Drogenkultur**
»Während die Indianer den Konsum der in unserer Gesellschaft verbotenen Droge Meskalin zu kultivieren vermochten, sind sie an der hierzulande heftig verteidigten Kulturdroge Alkohol gescheitert. ... Nicht die Drogen sind das Problem, sondern die Menschen, die keine Chancen hatten, sinnvolle Grenzen kennen und achten zu lernen im Umgang mit Körper, Seele und Geist, im Umgang mit Konsum und Genuß, im Erleben von Ekstase und Transzendenz, oder die das Gefühl für die Grenzen ihrer menschlichen Existenz, insbesondere für den Tod, verloren haben.« (Schwehm, 1995)

zur körperlichen Abhängigkeit führen. Auch die Entzugssymptome und die Nebenwirkungen können individuell verschieden stark auftreten. Die Intensität der Gefühle, die die Droge auslöst, können einen empfänglichen Menschen auch auf einen ganz bestimmten Suchtstoff »festlegen«.

Möglicherweise spielen auch genetische Faktoren eine Rolle – das lassen Studien der Adoptions- und Zwillingsforschung zumindest für den Alkoholismus vermuten. Bestimmte Erbfaktoren können die Wahrscheinlichkeit einer Suchterkrankung offenbar erhöhen.

### *Euphorie*

Positive Erlebnisse im Zusammenhang mit der Wirkung einer Substanz prägen Psyche und Organismus – dazu zählt ganz besonders die euphorische Stimmung, die manche Suchtstoffe oder Arzneimittel auslösen. Gesunde Menschen sind euphorisch, wenn ihre Gedanken und Empfindungen besonders lustbetont sind und ihre Aktivitäten und ihr allgemeines Lebensgefühl gesteigert sind. Bei kranken Menschen, die beispielsweise an einer bestimmten Form der Depression leiden, gehören euphorische Zustände, eine grundlose Heiterkeit und »überdrehte« Stimmung zu den Krankheitssymptomen.

Wenn Arzneimittel (zum Beispiel Amphetamine oder Morphine) euphorische Zustände hervorrufen, so entsteht bei den Anwendern häufig der drängende Wunsch, sie erneut einzunehmen. Die gehobene Stimmung, ein Gefühl von gesteigerter Lebenskraft und Freude sind angenehme Empfindungen, die sich um so mehr einprägen, je trister das Leben ohne Droge oder Arzneimittel ist. Eine Euphorie kann wie ein positiver Verstärker der eigentlichen Arzneimittelwirkung sein und ist eine mächtige Triebfeder für die wiederholte Einnahme.

## Soziales Umfeld

Das soziale Umfeld eines Menschen bildet sich aus seiner gesellschaftlichen Stellung, seiner Arbeitswelt und den privaten Netzen aus Freundschaften, Familie und vor allem der Partnerschaft. Unterstützende oder entmutigende Reaktionen aus dem sozialen Umfeld können die Entstehung einer Abhängigkeit verhindern oder fördern.

Die Umwelt entscheidet mit über Gesundheit und Krankheit eines Menschen. Dabei ist die Beziehung Individuum – Umwelt keine Einbahnstraße: Eine ablehnende Haltung der Umwelt kann psychische Probleme hervorrufen, die betroffene Person kann durch ihr persönliches Verhalten die Ablehnung aber auch verursachen.

Krankheit und gestörtes Verhalten können eine durchaus gesunde Reaktion auf ein krankes Verhältnis zwischen Umwelt und Individuum sein. Störungen im sozialen Umfeld werden biochemisch und psychisch verarbeitet, die ständige Belastung des Körpers und der Seele durch Spannungen und Streß, Einsamkeit und soziale Isolation verändern das individuelle Gleichgewicht. Man wird krank oder verändert sein Verhalten. Nicht selten werden in diesen Situationen Medikamente zu Suchtstoffen: Tabletten sind verlockende Mittel, eine persönlich erlebte Krise ohne große psychische Anstrengung für sich, aber auch für die Umwelt zu überstehen.

### *Co-Abhängigkeit*

Menschen, die mit einem süchtigen Partner zusammenleben, verstrikken sich oft selbst in den Kreislauf der Abhängigkeit.

Sogenannte Co-Abhängige – meistens sind es Frauen – übernehmen oft gänzlich die Verantwortung für den abhängigen Partner, nehmen ihm Belastungen ab, arbeiten zum Beispiel mehr, um finanzielle Auswirkungen der Sucht aufzufangen. Nach außen verheimlichen sie das Suchtproblem oder spielen es herunter. Nach innen kontrollieren sie das Verhalten des Süchtigen, achten genau auf seine Stimmungsschwankungen, fahnden nach Drogenverstecken in der Wohnung und versuchen mit den verschiedensten Mitteln, den Süchtigen von seinem »Stoff« fernzuhalten. Ständig kreisen die Gedanken um den Zustand des süchtigen Partners, die eigene Stimmung schwankt zwischen Hoffnung und Verzweiflung, Vertrauen und Mißtrauen.

Manchmal kann ein solches Verhalten selbst Züge einer Sucht annehmen und zum Beispiel zum Verlust des Selbstwertgefühls und der Realitätswahrnehmung führen. Ohne es zu wollen, bekräftigen

Co-Abhängige das Suchtverhalten, indem sie zwanghaft darauf reagieren.

Aus diesem Kreislauf auszubrechen gelingt nur, wenn man aufhört zu »helfen«: Der Süchtige muß lernen, die Folgen seines Verhaltens selbst zu tragen, wieder selbst die Verantwortung für seine Probleme zu übernehmen.

## Ursachen von Medikamentensucht

Arzneimittel sind die ideale Droge für ein ansonsten unauffälliges und angepaßtes Leben. Mit ihnen lassen sich die täglichen Verpflichtungen zunächst aufrechterhalten. Manche steigern zur rechten Zeit die Leistungsfähigkeit, andere lindern Sorgen und Ängste. Der Wunsch, in akuten oder dauerhaften Krisen besser zu funktionieren, steht denn auch meist am Anfang einer Medikamentensucht.

Arzneimittel sind leicht zu beschaffen: mit oder ohne Rezept in der Apotheke. Fachmänner und -frauen, ob Ärzte oder Apotheker, sind dabei immer beteiligt, sie legitimieren den Tablettenkonsum. Arzneimittel sind gesellschaftlich anerkannte Hilfsmittel, um Gesundheit wiederherzustellen. Ihr Erwerb ist legal, ihr Gebrauch akzeptiert. Wer Arzneimittel einnehmen muß, leidet an einer Krankheit. Er kann mit der Anteilnahme Außenstehender rechnen, die selten an eine Abhängigkeit von Arzneimitteln denken.

So vollzieht sich der Übergang vom Gebrauch zum Mißbrauch schleichend. Die Betroffenen glauben sich zudem in kompetenter ärztlicher Behandlung und leugnen auch aus diesem Grund den Schaden, den sie sich selbst antun, so lange wie möglich: Persönlichkeitsveränderungen und Gesundheitsstörungen, selbst Entzugssymptome werden verharmlost.

Bei der Entstehung einer Medikamentenabhängigkeit wird auch von der inneren und äußeren »Griffnähe« gesprochen. Die »innere Griffnähe« beschreibt die individuelle Suchtgefährdung eines Menschen – also die Bereitschaft, akute persönliche Probleme mit Hilfe von Tabletten »wegzuschlucken«. Die »äußere Griffnähe« bezeichnet die leichte Verfügbarkeit von Arzneimitteln: zum Beispiel der Vorrat in der Hausapotheke und die unkritische Selbstmedikation sowie eine allzu schnelle Verschreibungsbereitschaft seitens der behandelnden Ärzte. Diese Art von »Griffnähe« besteht auch für Menschen in Gesundheitsberufen, die sich meist sehr leicht Arzneimittel beschaffen können: Dies mag der Grund dafür sein, weshalb Krankenpflegerinnen und -pfleger, Apothekerinnen und Apotheker oder Ärztinnen und Ärzte leichter als andere Menschen von stark wirksamen Schmerz- oder Migränemitteln oder Psychostimulantien abhängig werden.

## Wo geht's hier zum Erfolg?

Viele Menschen streben nach einem leichten, beschwingten und erfolgreichen Leben – so wie es in den Medien ständig vorgespielt wird. Locker und gesellig, gut gelaunt, erfolgreich, belastbar, aktiv und gesund: So »funktioniert« das wertvolle Mitglied unserer Gesellschaft, und so hat es sich als Ideal in unserem Unterbewußtsein festgesetzt. Wir sollen nach Leistung, Schönheit und Erfolg streben, und wir tun es auch.

Arzneimittel werden häufig als Dopingmittel der persönlichen Fähigkeiten eingesetzt, um den hohen Anforderungen des gesellschaftlichen Ideals zu entsprechen. Meist beginnt es harmlos mit dem täglichen Kaffeekonsum, der aufmerksamer und konzentrierter machen soll. Halloo-Wach, Percoffedrinol und sogenannte Energy-Drinks sind dann die etwas stärkeren Weckmittel mit zum Teil extrem hohen Koffeindosen. Wem das nicht mehr ausreicht, dem bleibt der Griff nach stärkeren Aufputschmitteln wie den Amphetaminen (siehe S. 144).

Neben den anregenden Substanzen, die die Konzentrationsfähigkeit erhöhen und Müdigkeit wie Hungergefühl unterdrücken sollen, werden auch viele andere Wirkstoffe zur indirekten Leistungssteigerung benutzt: Mit Schmerzmitteln läßt es sich trotz Beschwerden weiterarbeiten, beruhigende Substanzen machen Dauerstreß erträglich.

## Spieglein, Spieglein an der Wand ...

Schon immer haben Menschen, und besonders Frauen, den wechselnden Schönheitsidealen nachgeeifert und dabei nicht selten ihre individuelle Persönlichkeit und Attraktivität geopfert.

Wer nicht schlank und grazil ist, wie es das moderne Schönheitsideal vorschreibt, kämpft gegen die »überflüssigen« Pfunde – und leidet. Arzneimittel versprechen auch auf diesem Gebiet eine schnelle Lösung, und ihre Wirkung ist hier ebenso trügerisch wie gesundheitsschädlich (siehe S. 149). Der Körper wird mit Appetithemmern und Abführmitteln traktiert, statt ihn gesund zu ernähren und ausreichend zu bewegen.

Der Zwang zur Schönheit läßt aber auch den modernen Mann nicht mehr unberührt. Der sich wohlig in den Wellen des Ozeans wälzende Adonis aus einer bekannten Parfümwerbung zeigt deutlich, welcher »Body« gefällt. Offensichtlich reagieren die Männer auf dieses Schönheitsideal: Der Fitneß- und Sportlichkeitskult blüht, gleichzeitig steigt die Zahl der an Eßstörungen leidenden Männer.

Auch Männer mißbrauchen Arzneimittel, um ihren Körper zu formen. Im Bereich des Bodybuildings ist ein enormer – illegaler – Absatzmarkt für stark wirksame Arzneimittel entstanden, die auch beim Doping im Sport verwendet werden: zum Aufbau von Muskelmasse, zum Abbau der Fettdepots, zur Reduktion des Körpergewichts (siehe S. 185).

**Fazit**

Gründe für Medikamentenmißbrauch können sein:

- Erfüllung von Bedürfnissen und Wünschen
- Sehnsucht nach Anerkennung
- Flucht vor Konflikt-, Streß- und Entscheidungssituationen
- Bewältigungsstrategie bei physischer und psychischer Erschöpfung
- Suche nach Sicherheit im Alltag

## Ärzte und Patienten

Pillen – insbesondere stark wirksame – werden meist ärztlich verschrieben oder, wenn sie frei verkäuflich sind, zumindest nach Beratung durch eine Apothekerin oder einen Apotheker gekauft. Psychoaktive Substanzen, bei denen das Abhängigkeitsrisiko besonders hoch ist, sind fast alle verschreibungspflichtig. Das heißt, ihrer Anwendung geht zwangsläufig ein persönliches Gespräch zwischen Patient und behandelndem Arzt voraus.

Die Mittel sind Teil einer medizinischen Behandlung und dürfen eigentlich erst nach ausführlicher Diagnose verschrieben werden – die Ärztin oder der Arzt ist damit für die Wahl des Medikaments verantwortlich.

Die erste Sprechstunde, die die Patientin oder der Patient besucht, entscheidet über die folgende medizinische Behandlung. In diesem ersten Gespräch, dem sogenannten Anamnesegespräch, macht sich die Ärztin oder der Arzt einen Eindruck vom Patienten. Es ist wichtig, daß dieses Gespräch in Ruhe und ohne Zeitdruck geführt wird – schließlich sitzt die Patientin oder der Patient dem Arzt noch als gänzlich fremde Person gegenüber.

Das wirtschaftliche Interesse eines Arztes ist es jedoch, in möglichst kurzer Zeit möglichst viele Patienten zu behandeln – das bedeutet, die Sprechzeiten pro Patient sind kurz. In Fünf-Minuten-Gesprächen ist aber kein Arzt in der Lage, die Persönlichkeit, die Lebens- und Krankheitsgeschichte eines neuen Patienten kennenzulernen. Zwar berücksichtigt das ärztliche Honorierungssystem in der Zwischenzeit die Gesprächsleistungen stärker als noch vor einigen Jahren, die überwiegende Anzahl der niedergelassenen Ärzte ist jedoch nach wie vor technikorientiert und zu wenig darauf vorbereitet, ausführliche und tiefergehende Gespräche mit Patientinnen und Patienten zu führen.

Deshalb werden psychische Befindlichkeitsstörungen oder Hinweise auf eine mögliche Gefährdung durch Suchtstoffe oft nicht erkannt.

Viele individuelle Faktoren, die eine Sucht begünstigen, könnten aber bereits im ersten ausführlichen Gespräch mit dem Patienten deutlich werden. Übersieht die Ärztin oder der Arzt diese wichtigen Anhaltspunkte für eine geeignete Behandlung und für die Auswahl eines Medikaments, kann das falsche Präparat den Patienten in die Abhängigkeit und Sucht führen.

### *Wunschverschreibungen*

Vor allem ältere Patientinnen und Patienten erwarten vom Arzt menschliche Zuwendung und Hilfe, nehmen also auch mehr Zeit in Anspruch. Ihnen gilt der Arzt mit seinem Wissen als Autorität. Dadurch, daß er berechtigt ist, ihnen Arzneimittel zu verschreiben, bekommt er auch eine gewisse Macht über ihre eigene Situation. Dennoch kommt es nicht selten vor, daß ein Arzt sich dem Wunsch des Patienten oder auch der Angehörigen beugt und zum Beispiel ein Schlaf- oder Beruhigungsmittel verschreibt, obwohl er es zur Behandlung nicht sinnvoll findet.

Manche Patienten sind auf die Verschreibung »ihres« Arzneimittels geradezu fixiert. Sie ziehen dann das Gespräch mit dem Arzt bewußt oder unbewußt in die Länge – nach dem Motto »Der muß mir doch ein Rezept geben«, bis dieser sich darauf einläßt: Die Ärztin oder der Arzt verschreibt schließlich etwas, um die Untersuchung zu beenden.

Statt die Patienten mit dem Rezept in der Hand aus dem Behandlungszimmer zu entlassen, wäre in solchen Fällen ein klärendes Gespräch mit dem Patienten nötig. – Statistisch gesehen enden alle Arzt-Patienten-Begegnungen, die zu einer Diagnose führen, mit der Verschreibung eines Arzneimittels. Medikamente sind also die wichtigsten »Werkzeuge« in der ärztlichen Praxis.

### *Auf Rezept in die Abhängigkeit*

Ärzte und Ärztinnen, die Medikamente allzu freizügig verschreiben und über die Eigenschaften der betreffenden Arzneimittel nur unzureichend informiert sind, können Mißbrauchskarrieren geradezu fördern (auch als »iatrogen induzierte Sucht« bezeichnet).

Jeder Arzt muß die Zusammensetzung der verschriebenen Präparate kennen. Insbesondere sogenannte Kombinationsarzneimittel enthalten oft auch psychoaktive Substanzen; Zusätze wie Koffein und Ephedrin, aber auch Benzodiazepine führen dabei jedoch oft zu einem gesteigerten Verlangen, das Arzneimittel häufiger als zur Behandlung nötig anzuwenden.

Den Ärzten werden immer mehr »neuartige« Arzneimittel zur Verschreibung angeboten. Hersteller von Arzneimitteln sind in ihrer Werbung bei Ärzten nach wie vor sehr erfolgreich, was dazu führen kann, daß Stoffe verschrieben werden, die noch wenig erprobt und in bezug auf eine Mißbrauchs- und Abhängigkeitsproblematik nicht ausreichend untersucht sind.

Erscheint einem Arzt die Verschreibung von Präparaten mit Mißbrauchspotential vertretbar, sind trotzdem verschiedene Regeln zu beachten:

- Es dürfen keine Wiederholungsrezepte ohne vorausgegangene Untersuchung ausgestellt werden. Kein Rezept ohne persönlichen Kontakt mit dem Patienten.
- Die Anwendungsdauer solcher Präparate sollte bereits vor der ersten Verschreibung mit dem Patienten abgestimmt werden.
- Es dürfen nicht verschiedene Präparate mit Mißbrauchspotential zur selben Zeit rezeptiert werden.
- Die Dosierung muß nach dem Motto »So wenig wie möglich und soviel wie nötig« gewählt werden.
- Der Patient muß über das Mißbrauchspotential der gewählten Arzneimittel aufgeklärt und über die Folgen bei länger andauerndem Gebrauch unterrichtet werden.

### *Rechtsprechung zur Medikamentensucht*

Für die meisten Tablettenabhängigen in der Bundesrepublik beginnt die Suchtkarriere in einer Arztpraxis. Die wenigsten Patientinnen und Patienten wissen, auf welches Risiko sie sich einlassen, wenn sie abhängig machende Arzneimittel einnehmen, die sie von ihrem Arzt verordnet bekommen. Ärzte sind daher rechtlich verpflichtet, über alle Risiken eines Arzneimittels aufzuklären, bevor sie das erste Rezept ausschreiben:

Bei der »rechtsgültigen Einwilligung« des Patienten zu einer Therapie, ohne die fast jede ärztliche Behandlung zur Körperverletzung wird, genügt es nicht, daß die Betroffenen einfach ja sagen. Sie müssen vorher über alle »nicht selbstverständlichen Risiken« aufgeklärt werden – die Ärztin oder der Arzt muß also zum Beispiel auf die Suchtgefahren von Tranquilizern hinweisen. Die Ausrede, der Hinweis auf die Abhängigkeitsgefahr stehe doch ohnehin auf dem Beipackzettel, verfängt nicht. Die Informationen, die der Beipackzettel liefert und zu denen die Pharmahersteller verpflichtet sind, gelten als zusätzliche Informationen, sie können die Aufklärung durch den Arzt nicht ersetzen.

Strafrechtsprozesse gegen Ärzte, die ihre Patienten in die Abhängigkeit therapiert haben, sind bislang jedoch selten. Mitunter kommen Ärzte vor Gericht, wenn ihre Patientenkartei wegen anderer Delikte – etwa betrügerischer Manipulation von Krankenscheinen – beschlagnahmt wurde. Dann fallen auch die Psychopillenopfer auf. Seit Beginn der neunziger Jahre sind jedoch keine richtungweisenden Fälle mehr verhandelt worden. Zwei Beispiele aus der Rechtsprechung:

1987 wurde ein Bielefelder Arzt zu einer Geldstrafe von 250.000 DM verurteilt. Er hatte sechs medikamenten- und alkoholabhängigen Patienten eine große Anzahl von suchtfördernden bzw. suchterhaltenden Medikamenten verordnet und sie dadurch in die »Hochdosisabhängigkeit« geführt.

Ein anderer Fall aus dem gleichen Jahr: Fünf Monate lang hatte ein praktischer Arzt einer Patientin das Mittel *Lexotanil* weiterverschrieben, von dem sie schwer abhängig war: Sie brauchte 50 bis 70 Pillen pro Woche. Der Arzt stand schließlich wegen Körperverletzung vor Gericht. Die Richter der ersten beiden Instanzen sprachen ihn frei: Er habe den Gesundheitszustand der Frau, die schon jahrelang süchtig war, nicht verschlechtert, sondern ihre Tranquilizer-Abhängigkeit nur stabilisiert. In dritter Instanz wurde er schließlich mit der Begründung verurteilt, durch das Weiterverschreiben von Tabletten an eine süchtige Patientin – die nicht gesund, sondern krank sei – habe er eine sinnvolle Therapie verhindert und damit den Tatbestand der Körperverletzung erfüllt. (Aktenzeichen 1 SS 219/87, OLG Frankfurt).

Im Fall des Weiterverschreibens von Arzneimitteln an bereits Süchtige gibt es also eindeutige Urteilssprüche. Dagegen herrscht im Graubereich zwischen ärztlich indizierter und süchtig machender Verordnung rechtlich keinerlei Klarheit. Zwar verlangt die ärztliche

Berufsordnung (§ 24, Absatz 3), daß der Arzt »einer mißbräuchlichen Anwendung seiner Verschreibungen keinen Vorschub leisten darf«, doch der Übergang vom therapeutisch sinnvollen Handeln zur Verabreichung von Suchtmitteln bleibt im dunkeln. Zwischen der tatsächlichen Zahl der Tablettenopfer und den raren Fällen von rechtlicher Verfolgung besteht ein großes Mißverhältnis.

Das liegt zum Teil wohl auch daran, daß es den Opfern oft an Kraft für den Weg durch die Instanzen fehlt – nach einem Entzug sind sie meist froh, wenn ihre Energien ausreichen, um ihr Leben neu in die Hand zu nehmen, ohne rückfällig zu werden.

**Wie man sich als Patient schützen kann**

- Bestehen Sie beim ersten Besuch auf einem ausführlichen Gespräch.
- Prüfen Sie kritisch Ihren Arzneimittelgebrauch und auch Ihre persönliche Erwartungshaltung gegenüber Ärzten.
- Bringen Sie beim ersten Besuch bei einer Ärztin oder einem Arzt alle häufig eingenommenen Arzneimittel mit.
- Suchen Sie das Gespräch mit der Ärztin oder dem Arzt: Fragen Sie, ob die verschriebenen Medikamente wirklich notwendig sind und wie sie wirken.
- Fragen Sie auch nach der Zusammensetzung der verschriebenen Arzneimittel, nach der genauen Anwendungsweise und -dauer. Informieren Sie sich über Nebenwirkungen und Abhängigkeitspotential – auch in der Apotheke.
- Wenn Sie von verschiedenen Ärzten behandelt werden, informieren Sie sie jeweils über die Medikamente, die Sie bereits verschrieben bekommen.

### *Doppelverschreibungen*

Besonders kompliziert wird es, wenn ein Patient von mehreren Ärzten behandelt wird.

Bestimmte Krankheitsbilder erfordern von Zeit zu Zeit die Konsultation eines Facharztes. Die meisten Patienten behalten neben diesem auch ihren Hausarzt bei. Von beiden erhalten sie Arzneimittel, oft ohne daß der jeweils andere genau über die Präparate des Kollegen unterrichtet wäre. Doppelverschreibungen oder Verschreibungen verschiedener Präparate mit Mißbrauchspotential lassen sich so kaum vermeiden. Beispiel: Der Facharzt wird wegen der Behandlung depressiver Verstimmung aufgesucht. Der Hausarzt behandelt parallel die chronische Schlaflosigkeit. In beiden Fällen könnten die ausgewählten Arzneimittel Benzodiazepine enthalten.

## Arzneimittelgruppen mit Mißbrauchspotential

Die arzneilichen Wirkstoffe mit Mißbrauchspotential lassen sich nach »Abhängigkeitstypen« unterteilen. Die Substanzen eines Abhängigkeitstyps können chemisch verschieden sein, sie wirken jedoch meist auf ähnliche Weise. Bei manchen Stoffen besteht eine Kreuztoleranz (siehe S. 60).

Die folgende Einteilung gibt einen Überblick über die verschiedenen Gruppen von Pharmaka, die abhängig machen können. Sie orientiert sich an der substanzspezifischen Einteilung der Abhängigkeitstypen, die die Weltgesundheitsorganisation (WHO) für suchtauslösende Substanzen erarbeitet hat. – Die einzelnen Mittel und Wirkstoffgruppen sind im Kapitel 6 (S. 97) ausführlich mit ihren Wirkungen und Nebenwirkungen besprochen.

### Der Morphin-Typ

Der Morphin-(Opiat)-Typ bei **stark wirksamen Schmerzmitteln** und **Hustenmitteln** (Analgetika und Antitussiva) zeichnet sich durch die schnelle Entwicklung sowohl psychischer als auch körperlicher Abhängigkeit mit Dosissteigerung aus.

In diese Gruppe gehören Morphine und morphinähnliche Stoffe, auch Opiate bzw. Opioide genannt (siehe S. 100).

Das Mißbrauchspotential des gebräuchlichen Opioids Kodein ist geringer als das von Morphin; das des Hustenblockers Dextromethorphan wird von der WHO trotz einiger weniger Mißbrauchsmeldungen verneint und bleibt insgesamt fraglich.

### Der Barbiturat-Alkohol-Typ

Der Barbiturat-Typ bei **Schlaf- und Beruhigungsmitteln** (Hypnotika und Sedativa) führt zu einer psychischen Abhängigkeit unterschiedlicher Stärke sowie einer eindeutigen körperlichen Abhängigkeit. Meist wird sie erst dann festgestellt, wenn die Mittel abrupt abgesetzt werden oder wenn der Verbrauch den therapeutischen Bedarf erheblich übersteigt.

In diese Gruppe gehören Barbitursäurederivate, die heute allerdings auf dem Arzneimittelmarkt kaum noch eine Bedeutung haben (siehe S. 131).

Die wichtigste Gruppe ist die der benzodiazepinhaltigen Schlafmittel, die die früher als Schlafmittel üblichen Barbiturate abgelöst haben (siehe S. 130). Auch bei den relativ neuen Wirkstoffen Zyklopyrrolon und Imidazopyridin (siehe S. 133) kann nach längerer Einnahme eine Abhängigkeitsentwicklung nicht ausgeschlossen werden.

Auch die Antihistaminika, die vor allem als Mittel gegen Allergien, gegen Reisekrankheit und als Beruhigungsmittel eingesetzt werden, zählt man zu diesem Abhängigkeitstyp. Ihr Mißbrauchspotential ist wegen ihrer sehr unangenehmen Nebenwirkungen jedoch gering, eine Abhängigkeit äußerst selten (siehe S. 182).

Der Wirkstoff Clomethiazol (z. B. in *Distraneurin)* wird ebenfalls als Schlafmittel angewendet, ist wegen seines hohen Abhängigkeitspotentials dafür jedoch ungeeignet; es sollte ausschließlich in der Klinik zur Behandlung des Deliriums beim Alkoholentzug angewendet werden. Auch die ambulante Verordnung für Medikamenten- oder Alkoholabhängige gilt als kontraindiziert.

Ebenfalls zu dieser Gruppe gehören die **Psychopharmaka** (siehe S. 137). Hier sind die Benzodiazepin-Tranquilizer die am häufigsten angewendeten Arzneimittel mit Mißbrauchspotential.

## Der Amphetamin-Typ

Die **Psychostimulantien** des Amphetamin-Typs (siehe S. 144) machen unterschiedlich stark psychisch abhängig. Körperlich machen sie kaum abhängig, allerdings folgt dem Entzug in der Regel eine seelische und körperliche Depression.

Ihr Mißbrauchspotential wird als hoch bis mittel eingeschätzt.

Zu dieser Gruppe zählt auch das *Koffein*, dessen Mißbrauchspotential z. B. in Schmerzmittelkombinationen nicht zu unterschätzen ist (siehe S. 110).

Zum gleichen Abhängigkeitstyp gehören die **Appetitzügler** aus der Gruppe der Amphetamine und Ephedrine (siehe S. 149). Ihre Wirkungen sind den »klassischen« Psychostimulantien vergleichbar, wenn auch zum Teil abgeschwächt.

## Sonstige Wirkstoffgruppen

Die dauernde Einnahme von **Abführmitteln** (siehe S. 169) führt zu einer Gewöhnung des Darms an die sekretions- und kontraktionsfördernden Wirkungen. Es kommt zur Verstopfung, die eine weitere Anwendung von Laxantien auslöst.

Die gleiche Bewertung gilt für die mißbräuchliche Anwendung von **harntreibenden Mitteln** (Diuretika) als wasserausschwemmende Mittel zur Gewichtsreduktion (siehe S. 165).

**Nasentropfen oder -sprays** mit Wirkstoffen aus der Reihe der alpha-sympathomimetischen Wirkstoffe können bereits nach fünf- bis siebentägigem Gebrauch zur Gewöhnung und einem arzneimittelbedingten Schnupfen führen, der die weitere Verwendung der »abschwellenden« Mittel vorprogrammiert (siehe S. 124).

**Beta-Rezeptorenblocker** (siehe S. 161) werden wegen ihrer ausgleichenden Wirkung immer häufiger als Beruhigungsmittel mißbraucht.

**Antiparkinsonmittel** aus der Gruppe der Anticholinergika und Atropin-verwandten Mittel haben aufgrund ihrer antriebssteigernden und euphorisierenden Wirkung ein geringes Mißbrauchspotential (siehe S. 180).

# Der Weg aus der Sucht

## Suchttherapie

Sucht ist eine behandlungsbedürftige Krankheit – das bedeutet, die Betroffenen brauchen ärztliche Hilfe und Unterstützung. Die wenigsten Menschen schaffen es aus eigener Kraft, sich von einer Medikamentenabhängigkeit zu befreien. Ein sogenannter »kalter« Entzug durch einfaches Absetzen der Mittel kann wegen der Entzugserscheinungen außerdem gefährlich werden, deshalb ist eine suchttherapeutische Behandlung unbedingt nötig: eine ärztlich begleitete körperliche Entgiftung in Kombination mit Psychotherapie (Entwöhnung).

Am Anfang einer Suchttherapie steht der eigene Entschluß, mit der Tabletteneinnahme aufzuhören – und die Einsicht, daß man krank ist und Hilfe braucht. Die Entscheidung aufzuhören, kann auch von außen angestoßen sein – durch den Partner, die Familie oder den Arbeitgeber. Wichtig ist, selbst den festen Willen zu entwickeln, sich aus der Sucht zu lösen. Je stärker die eigene Motivation ist, desto eher gelingt dies auch.

Der erste aktive Schritt ist dann die Kontaktaufnahme zu einer Beratungsstelle oder einem Arzt des Vertrauens. Die Beratung kann helfen, sich über die persönliche Situation und die Schwere der Krankheit klarzuwerden und herauszufinden, welche Art der Behandlung und welche Therapieeinrichtung am geeignetsten sind. Sie können sich dabei über die Dauer der Therapie und die Kostenübernahme informieren und bekommen Adressen von erfahrenen Ärztinnen und Ärzten und Fachkliniken sowie Kontakte zu Selbsthilfegruppen.

Der zweite Schritt ist der körperliche Entzug – oder auch »Entgiftung« – mit dem Ziel, daß der Organismus nicht mehr nach den Medikamentenwirkstoffen verlangt. Körperlich »clean« zu sein ist die Voraussetzung dafür, die Sucht auch seelisch überwinden zu können – darum geht es in der anschließenden Entwöhnungstherapie und in der Nachsorge, zum Beispiel in einer Selbsthilfegruppe.

Die beste Wahl für einen stationären Medikamentenentzug ist meist eine Fachklinik oder -station mit spezialisierten Ärztinnen und

**Zeichen von Medikamentenabhängigkeit**

Eine behandlungsbedürftige Medikamentenabhängigkeit können Sie an den folgenden Merkmalen erkennen:

- Sie müssen eine bestimmte Menge an Schmerz-, Schlaf- oder Beruhigungsmitteln einnehmen, um sich wohl zu fühlen oder bestimmte Belastungen zu bewältigen.
- Körperliche und seelische Beeinträchtigungen treten auf, sobald Sie die Medikamente nicht bekommen. Ein drängendes Verlangen nach »Ihrem« Mittel treibt sie um.
- Die früher beruhigende Wirkung des Mittels schlägt in eine anregende um.
- Sie merken, daß sich Ihre Wahrnehmung und Ihr Verhalten verändern. Sie sind zittrig oder völlig teilnahmslos, haben Blackouts oder Halluzinationen. Die Beziehungen zu anderen Menschen werden Ihnen immer gleichgültiger.
- Sie beginnen sich selbst und andere zu beschwindeln, indem Sie die tatsächliche Menge des Konsums verheimlichen bzw. geringer angeben.
- Sie versuchen mit den verschiedensten Methoden, Ihre Medikamente zu bekommen: Sie belügen beispielsweise Ärzte und Apotheker, oder Sie fälschen Rezepte. Sie legen Vorräte an.
- Sie spüren deutlich, daß Sie den Konsum Ihrer Arzneimittel nicht mehr aus eigener Kraft aufgeben können, bzw. bei den Versuchen dazu scheitern Sie immer wieder.

*(nach Ernst/Füller, 1988)*

Ärzten und einem vielfältigen Therapieangebot (Adressen solcher Einrichtungen finden Sie ab S. 187). Frauen können eine Entzugs- und Entwöhnungstherapie auch in einer Fachklinik für Frauen oder auf einer reinen Frauenstation machen.

In Deutschland werden arzneimittelabhängige Patientinnen und Patienten nicht selten in Kliniken für psychosomatische Krankheiten überwiesen, weil sie häufig unter Angstkrankheiten und psychosomatischen Erkrankungen leiden. Die Behandlung in einer solchen Klinik ist aber für Abhängige nur sinnvoll, wenn dort eine spezielle Suchttherapie angeboten wird.

Auch nach einer erfolgreichen Entzugs- und Entwöhnungstherapie besteht die Gefahr, rückfällig zu werden. Die vollständige Heilung einer Suchtkrankheit ist ein langsamer Prozeß, der Geduld, einen starken Willen und immer wieder auch Hilfe von anderen erfordert. Eine große Unterstützung kann es sein, eine längerfristige ambulante Psychotherapie zu machen oder sich einer Selbsthilfegruppe anzuschließen.

Leider sind reine »Medikamentengruppen« bisher selten, Alternativen, wie z. B. die Anonymen Alkoholiker (AA), werden von »trockenen« Medikamentenabhängigen manchmal gemieden, weil sie sich von »Alkis« abgrenzen möchten. Doch das Suchtverhalten hängt nicht vom Suchtstoff ab, deshalb sind Sucht-Selbsthilfegruppen auch dann eine wertvolle Hilfe, wenn sie nicht medikamentenspezifisch sind. Selbsthilfegruppen bieten ein verständnisvolles und kompetentes Umfeld für die Probleme von Suchtkranken, Erfahrungsaustausch und gegenseitige Unterstützung, wenn ein Rückfall droht.

**Kosten**

Die Diagnosen Arzneimittelmißbrauch und Arzneimittelabhängigkeit sind als Krankheiten anerkannt, so daß die Kosten der Akutbehandlung der Sucht, der Entzugserscheinungen sowie der Behandlung von Folgekrankheiten von den Krankenkassen übernommen werden. Im Unterschied zu den gesetzlichen Krankenkassen zahlen nicht alle privaten Krankenversicherungen die Leistungen in der Suchttherapie – hier kommt es auf die jeweiligen vertraglichen Regelungen an. Für anschließende Rehabilitationsmaßnahmen sind die Rentenversicherungsträger zuständig.

Wenn der Versicherungsschutz Lücken aufweist und die Patientin oder der Patient die Behandlung nicht aus eigenen Mitteln finanzieren kann, springt das Sozialamt ein. Bei Beamten tragen die Beihilfeeinrichtungen die Kosten für eine Therapie, wenn sie in einer anerkannten Einrichtung durchgeführt wird.

## Entzug und Entwöhnung

Die meisten Tablettensüchtigen sind von benzodiazepinhaltigen Schlaf- und Beruhigungsmitteln oder von Opioiden abhängig – der folgende kurze Überblick über den Ablauf einer Entzugstherapie beschränkt sich daher auf diese beiden Abhängigkeitstypen. Eine anschließende Entwöhnungstherapie ist immer notwendig.

Benzodiazepinhaltige Mittel dürfen auf keinen Fall plötzlich abgesetzt werden, auch wenn »nur« eine sogenannte Niedrig-Dosis-Abhängigkeit (low-dose-dependency, siehe S. 20) besteht. Die gewohnte Dosis – egal, wie hoch sie war – wird in der Entgiftung ganz langsam

»ausgeschlichen«, d. h. herunterdosiert, um die Entzugserscheinungen körperlich und seelisch erträglich zu machen. Die Entzugserscheinungen können bereits nach wenigen Tagen bis Wochen (zwei bis vier) einer kontinuierlich reduzierten Einnahme auftreten.

Sie äußern sich vor allem in Schlafstörungen – auch bei Patienten, die vorher keine Schlafstörungen hatten –, in Schwitzen, Zittern, Appetitmangel und Blutdruckschwankungen mit der Tendenz zu niedrigem Blutdruck, manchmal auch in diffusen Schmerzen, Ängsten, Depressionen, Wahrnehmungsstörungen wie Lichtscheu, Doppelthören, Geruchstäuschungen und einem veränderten Körpergefühl. Während des Entzugs kann es in seltenen Fällen (etwa vier Prozent) zu Krampfanfällen kommen.

Arzt und Patient sollten grundsätzlich auch gemeinsam entscheiden, ob nach einer langjährigen Benzodiazepin-Einnahme ein Entzug überhaupt sinnvoll und vertretbar ist. Die Belastungen durch den Entzug und die Vorteile der Freiheit von der Droge müssen gegeneinander abgewogen werden. Bei älteren Menschen, die schon über 10, 15 oder mehr Jahre Benzodiazepine einnehmen, könnte eine solche »Belastungs-Nutzen-Analyse« zur Entscheidung gegen einen Entzug führen. Patientinnen und Patienten, bei denen sich die Toleranz gegenüber ihrem Mittel sehr langsam entwickelt hat und die wahrscheinlich noch eine lange Lebenszeit vor sich haben, sollten jedoch in jedem Fall die Entzugs- und Entwöhnungsbehandlung wählen, weil sie anschließend besser und selbstbestimmter leben können als unter der ständigen »Pharma-Watte« der Benzodiazepine.

Ein Benzodiazepin-Entzug läßt sich sowohl ambulant als auch stationär durchführen. Nach einem erfolgreichen Entzug schafft es etwa die Hälfte der Patienten, dauerhaft ohne Tabletten zu leben, ohne wieder rückfällig zu werden. Die Rückfallquote ist damit weit niedriger als die nach einem Entzug von anderen Suchtstoffen.

Der Entzug von Opiaten und Opioiden (wie z. B. Morphin, Heroin oder Kodein) ist schwieriger als der von Benzodiazepinen. Es ist in jedem Fall sinnvoll, dafür in eine Klinik zu gehen: Die Rückfallgefahr ist ohne ständig verfügbare therapeutische Begleitung wegen der sehr unangenehmen und nicht ungefährlichen Entzugserscheinungen zu hoch.

Die Entzugssymptome wie allgemeines Krankheitsgefühl, Gefühle von Kälte, Ruhelosigkeit, Schlaflosigkeit, Blutdruckanstieg, Schwitzanfälle, Bauchschmerzen und starke Darmtätigkeit mit Durchfällen, Übelkeit, Erbrechen u. a. treten bei Morphin und Heroin 12 bis 18 Stunden nach der letzen Einnahme, bei Fentanyl und Pethidin nach acht Stunden, bei Methadon nach 48 Stunden und bei Kodein und Dihydrokodein nach 24 Stunden auf. Die Entzugssymptome verstärken sich in den ersten vier Tagen, danach klingen sie langsam wieder ab. Nach ein bis zwei Wochen hören sie meist ganz auf.

Die Entzugserscheinungen bei Opioidabhängigen können sowohl durch eine langsame Verringerung der Dosis (»Ausschleichen«) als auch mit Hilfe der Substanzen Clonidin (z. B. in *Catapresan)* oder Doxepin (z. B. in *Aponal* oder *Sinquan)* abgemildert werden. Einem Rückfall kann man auch mit dem Mittel Naltrexon (z. B. in *Nemexin)* vorbeugen: Es läßt den Körper mit Unruhe und Übelkeit reagieren, wenn zusätzlich ein Opioid genommen wird.

### *Ambulanter Entzug von Benzodiazepinen*

Beim ambulanten Entzug wird das benzodiazepinhaltige Mittel unter ärztlicher Begleitung über einen längeren Zeitraum von Tag zu Tag niedriger dosiert. Die Wirkstoffmenge muß bei der ambulanten Behandlung ganz langsam herabgesetzt werden, damit es nicht zu anfallartigen, heftigen Entzugserscheinungen wie z. B. Krämpfe kommt, die ohne sofort verfügbare ärztliche Hilfe gefährlich werden können.

Während der Zeit des Entzugs verordnen die Ärzte vorzugsweise langwirksame Benzodiazepine wie Diazepam (z. B. in *Valium).* Wer bisher andere Mittel geschluckt hat, bekommt während des Entzugs entsprechende Vergleichsmengen Diazepam (z. B. entsprechen 0,5 mg *Rohypnol,* 6 mg *Lexotanil* oder 2 mg *Tavor* etwa 10 mg Diazepam). Bei relativ niedrigen Ausgangswerten (z. B. entsprechend 10 mg Diazepam) wird die einzunehmende Menge jede Woche oder jede zweite Woche um 1 mg reduziert, bei höheren Ausgangswerten um jeweils 5 oder 2,5 mg.

Eine ambulante Entzugsbehandlung dauert mehrere Monate. Dabei wird die körperliche Entgiftung von psychotherapeutischen Gesprächen und medizinischen Untersuchungen begleitet. Es hängt von der persönlichen Lebenssituation ab, inwieweit ein ambulanter Entzug überhaupt möglich und erfolgversprechend ist – denn eine ambulante Entgiftung mit all ihren Begleiterscheinungen findet mitten im Alltag statt. Oft sind es jedoch gerade die alltäglichen Lebensumstände, die zur Tablettensucht geführt haben. Manchmal gibt erst der Abstand vom Familien- und Arbeitsalltag die Chance, sich von der Medikamentenabhängigkeit zu befreien und neue Lösungsmöglichkeiten für die eigenen Probleme zu erkennen.

## *Stationärer Entzug*

Viele Suchtpatienten schrecken zunächst einmal davor zurück, für mehrere Wochen oder Monate in eine Klinik zu gehen, um einen Entzug zu machen. Besonders Frauen haben oft Bedenken, ob sie ihre Familie »allein« lassen können.

Die Zeit im Krankenhaus bietet jedoch die Chance, sich unbelastet von den Alltagssorgen seelisch zu regenerieren. Ein Klinikaufenthalt mit guten Therapieangeboten bedeutet, für eine Weile aus dem gewohnten Leben treten zu können und sich in einer »geschützten« Situation mit den Gründen zu beschäftigen, die zur Entwicklung der Abhängigkeit geführt haben.

Eine stationäre Entzugs- und Entwöhnungsbehandlung ist also nicht nur sinnvoll, wenn ein ambulanter Entzugsversuch gescheitert ist. Für viele Menschen ist eine »Ruhephase« abseits ihrer normalen Lebenssituation notwendig, um sich auf sich selbst zu besinnen und ihre Belastungen erkennen zu können. Wichtig ist auch das Zusammensein und der Austausch mit anderen Menschen, die ähnliche Probleme haben.

Bei stationärer Betreuung ist es möglich, die jeweilige Medikamentendosis innerhalb von zwei bis drei Wochen auf Null zu reduzieren. An die Entgiftung schließt sich eine mehrwöchige Entwöhnungstherapie an – sie ist in jedem Fall nötig, um einen schnellen Rückfall zu vermeiden.

## Die Motivation ist entscheidend

*Interview mit Frau Dr. Christel Zenker, Psychiaterin im St. Vitus-Stift, Suchtklinik für Frauen in Visbek/Niedersachsen*

***Was geschieht in der Entwöhnungstherapie?***
Unter Entwöhnungstherapie versteht man die längerfristige, ambulant oder stationär durchgeführte Therapie nach einer körperlichen Entgiftung bzw. einem Entzug. Ein Entzug wird in Allgemeinkrankenhäusern und in manchen Suchtfachkliniken durchgeführt. Es gibt auch Kliniken, in die man nur aufgenommen wird, wenn man die Entgiftung bereits hinter sich hat – wie zum Beispiel der St. Vitus-Stift.

Das Grundthema in der Suchttherapie ist für uns »Abhängigkeit« als Ausdruck mangelnden Selbstwertgefühls. Eine reine Entgiftung ohne begleitende Therapie nützt deshalb so wenig, weil hier die Ursache der Abhängigkeit nicht bearbeitet wird. »Abhängig« zu sein bedeutet eben nicht nur, von einem bestimmten Stoff abhängig zu sein, sondern es ist auch ein – anerzogenes – Verhalten, ein Wesensmerkmal, das sich auf alle Lebensbereiche erstreckt.

Viele denken, sie gehen in die Klinik zur Entgiftung, bis sie »sauber« sind, und damit ist die Sache erledigt. Diese Patienten werden dann meist schnell wieder rückfällig.

Das wichtigste im Therapieangebot sind die Gespräche: Bei uns gibt es zum Beispiel fünfmal in der Woche Gruppentherapie, Einzelgespräche werden je nach Bedarf angeboten – wenn es nötig ist, jeden Tag. Für viele ist es schon wie eine Offenbarung, daß ihnen überhaupt mal jemand zuhört.

Wichtig ist, daß ein Vertrauensverhältnis hergestellt wird – nur muß man aufpassen, daß sich da nicht wieder eine Abhängigkeit einschleicht, diesmal zur Therapeutin oder zum Therapeuten.

Den eigenen Bedürfnissen, Träumen und Fähigkeiten auf die Spur zu kommen ist ein sehr wichtiger Teil der Therapie: das wiederzufinden, was durch die Sucht »ersetzt« wurde, was im alltäglichen Leben nicht verwirklicht werden konnte.

In der sogenannten Gestaltungstherapie geht es um kreative Fähigkeiten – Malen, Zeichnen, bestimmte Techniken erlernen –, und Körpertherapien helfen, wieder ein Gefühl zum eigenen, vom Suchtstoff befreiten Körper zu bekommen.

Eine Therapie bietet Zuwendung, Kontakt und menschliche Wärme. Es geht weniger ums »Stabilisieren« als um die unterstützende Begleitung in einer schwierigen Zeit der Selbsterkenntnis. Viele Patientinnen und Patienten durchleben in der Klinik eine Phase, in der sie zunächst noch weniger »stabil« sind, als sie es zu Hause in ihrem gewohnten Alltag waren. Durch den Entzug treten ihre Probleme offen zutage, sie haben dann mit ihren Erinnerungen und seelischen Wunden sehr viel zu tun – sie merken erst in der Klinik, wie krank sie wirklich sind. Eine Therapie kann helfen, diese Probleme zu benennen und zu bearbeiten, auch Wege zu finden, sie später aktiv anzugehen und zu überwinden.

***Welche persönlichen Voraussetzungen beeinflussen den Erfolg einer Entwöhnungstherapie?***

Die grundsätzliche Motivation und auch die Chancen, dauerhaft vom Suchtmittel loszukommen, sind um so größer, je weniger angeschlagen das Selbstwertgefühl der betroffenen Person ist. In der Therapie kommt es ja auch darauf an, den Betroffenen zu helfen, wieder ein Gefühl von sich selbst als eigenständiger Person zu bekommen.

In manchen – schwierigen – Fällen ist das Suchtverhalten nur eine Komponente einer schweren Persönlichkeitsstörung, deren Wurzeln in der Kindheit liegen, die zum Beispiel durch massive psychische und/oder körperliche Gewalt, Mißachtung oder auch Mißbrauch entstanden ist. Eine solche Störung bedarf meist einer langjährigen therapeutischen Behandlung.

Andere haben »nur« Schwierigkeiten, eine akute Krisensituation durchzustehen – die kann sich allerdings über Jahre hinweg aufgebaut haben –, oder befinden sich in einer Phase, in der ihr Selbstwertgefühl schwankt, wie es zum Beispiel Frauen in den Wechseljahren passieren kann.

Die Lebenssituation, in der sich ein Patient befindet, spielt eine wesentliche Rolle dabei, ob es gelingt, später suchtfrei zu leben. Berufstätige sind meist besser dran als zum Beispiel Hausfrauen, deren ganzes Leben auf ihre Familie konzentriert ist und die auch nur von dort Anerkennung bekommen – oder eben nicht. Was bedeutet, daß sie dann überhaupt keine Anerkennung erfahren und sich mit dem Suchtmittel trösten.

***Schreckt die Vorstellung, für eine Suchttherapie in eine Suchtklinik oder auf eine psychiatrische Station gehen zu müssen, manche Patienten ab?***

Wenn der Leidensdruck groß genug ist, spielt das keine Rolle. Wenn jemand sich von der »Sucht-Klientel« einer Klinik bzw. seiner eigenen

Vorstellung von Alkohol- und Drogensüchtigen abschrecken läßt, ist die Motivation für einen Entzug schlicht nicht groß genug.

Auch wenn Patienten sich allzuviel beklagen über irgend etwas auf der Station oder im Ablauf der Therapie, kann man fast sicher sein, daß sie nicht durchhalten. Wenn der Leidensdruck groß genug ist, konzentrieren sich die Patientinnen und Patienten auf das Wesentliche: den Entzug und die Therapie, um aus ihrer Sucht herauszukommen.

Eine ernstzunehmende Hemmschwelle kann natürlich für Frauen mit Kindern die möglicherweise lange Dauer des Klinikaufenthalts sein – wenn sie die Kinder in der Obhut ihres Mannes oder von Verwandten lassen müssen, die selbst einen Teil ihres Problems darstellen. Dann ist es gut, wenn die Klinik die Möglichkeit bietet, die Kinder während der Zeit unterzubringen. Aber auch hier gilt: Wenn der Leidensdruck groß genug ist, verblassen alle anderen Probleme.

Bei vielen Langzeitabhängigen gibt es irgendwann einen Punkt, an dem sie sich sagen, so, nun geht es wirklich nicht mehr, ich muß radikal etwas ändern. Und dann funktioniert der Entzug, funktioniert die Therapie – plötzlich scheint alles ganz einfach zu gehen, was jahrelang gescheitert ist. Viele haben ja auch schon mehrere Entwöhnungsversuche hinter sich – also auch Phasen, in denen sie Schluß machen wollten, aber immer wieder rückfällig wurden. Letztlich entscheidet eben doch der eigene Wille und die Stärke der Motivation, ob es gelingt, wirklich und dauerhaft »clean« zu werden.

***Welche Art von »Krisen« gibt es während der Therapie?***

Abgesehen von der rein körperlichen Entgiftungssymptomatik »melden« sich natürlich die seelischen Probleme und Ängste, wegen derer ein Patient ursprünglich angefangen hat, sich mit Medikamenten zu betäuben. Das ist für manche ein furchtbarer Schreck, sie ertragen es kaum, diesen Problemen ins Auge zu sehen; da liegen die Nerven blank, und sie müssen einen Weg finden, damit neu umzugehen.

Deshalb ist eine psychotherapeutische Begleitung so wichtig – die Menschen in dieser Situation nicht allein zu lassen, sondern ihnen zu helfen, einen Weg zu finden. Das ist bei einer reinen Entgiftung auch schwieriger aufzufangen – die Fachklinik bietet hier einen ganz wichtigen »Schutzraum«.

Aber das ist schwierig zu verallgemeinern; manche Menschen werden so von ihrem Willen getragen, daß sie das auch allein schaffen. Wenn der Mut zur Zukunft, zu einer Normalität, wie sie eigentlich gewünscht wird, vorhanden ist bzw. irgendwann zurückkommt, dann sind die Aussichten, es zu schaffen, gut.

### *Warum ist ein spezifisches Therapieangebot für Frauen sinnvoll?*

Bei vielen Frauen besteht das Grundproblem darin, daß sie es nicht gelernt haben, ihre eigenen Wünsche und Stärken wahrzunehmen und auch zu leben. Besonders viele Familienfrauen – also Hausfrauen und Mütter – haben ihre ganze Existenz an ihren Männern und Kindern ausgerichtet. Sie erfüllen ständig die Bedürfnisse anderer, ohne sich auch mal um sich selbst zu kümmern.

Eine frauenspezifische Therapie, eine Frauenklinik oder eine reine Frauenstation, bietet den Frauen so etwas wie einen »Raum für sich selbst«, in dem sie sich mal nicht an Männern orientieren. Viele Frauen haben auch Gewalt von Männern erlebt – sie würden sich in gemischten Therapiegruppen nicht so öffnen können. Sie würden nicht zu ihren ureigenen Themen und Ängsten kommen, wenn Männer da wären. Für sie bedeutet dieser »Raum für sich selbst« zugleich Schutz und Selbstüberprüfung.

### *Was passiert nach dem Klinikaufenthalt?*

Wenn neben der Entgiftung auch psychotherapeutisch behandelt wurde, ist ein Prozeß in Gang gekommen – doch selbst eine Langzeittherapie von sechs Monaten kann oft nur ein Anstoß zur Veränderung sein. Eine Therapie verunsichert auch, man fragt sich, wer man wirklich ist, muß vielleicht grundlegende Dinge in seinem Leben verändern und muß Kraft entwickeln, um all diese Veränderungen zu bewältigen.

Nach dem Klinikaufenthalt kann eine ambulante Therapie eine wertvolle Hilfe sein; daneben gibt es die Möglichkeit, in einer Selbsthilfegruppe Unterstützung zu finden.

### *Wie können Selbsthilfegruppen helfen?*

Die Teilnahme an einer Selbsthilfegruppe fängt oft schon in der Klinik oder während der ambulanten Therapie an. Eine Selbsthilfegruppe kann wichtig sein, weil sie so etwas wie eine »positive Abhängigkeit« darstellt: Sie gibt Halt und Geborgenheit.

Bei manchen Abhängigen ersetzt die Gruppe auf Dauer das Suchtmittel und wird dabei manchmal, wenn man so will, selbst zum Suchtmittel – doch das ist in Ordnung, wenn sich so ohne Selbstzerstörung leben läßt. Die Gruppe kann eine fehlende Tagesstrukturierung ersetzen, einen fehlenden Freundeskreis. Das kann ein Strohhalm sein, wenn man sonst nichts mehr hat – und ein wichtiger Haltepunkt in einer Übergangsphase zu einem Leben, das erst wieder neu gefunden werden muß.

## »Da waren alle grauen Wolken weg«

*Interview mit Frau Rohrbach*, 53 Jahre alt, verheiratet, zwei Kinder, berufstätig im familieneigenen Handwerksbetrieb*

Die ganze Geschichte mit den Medikamenten hat etwa in meinem dreißigsten Lebensjahr angefangen. Mit zwanzig Jahren habe ich geheiratet, war schwanger und mußte meine Stelle in einem großen Industriebetrieb, wo ich sehr gern gearbeitet hatte, aufgeben.

Mein Mann ist ein Einzelkind aus einer Handwerkerfamilie, meine Schwiegermutter war eine sehr dominierende Person. Da wurde einfach über meinen Kopf bestimmt, daß ich bei ihnen im Betrieb arbeite, obwohl das gar nicht mein erlernter Beruf war. Ich hab mich immer fügen müssen.

In der ersten Zeit führten noch die Schwiegereltern den Betrieb, und auch später hat sich meine Schwiegermutter jahrelang weiter eingemischt. Das war nicht schön, aber mein Mann hat mich immer beschwichtigt. Wenn es mal Streit gab in der Familie, war ich immer diejenige, die nachgeben mußte. Mit der Zeit hat sich das bei mir zu einem großen Frust angesammelt, und irgendwann gab's dann auch in unserer Partnerschaft ganz ernste Schwierigkeiten. Mein Mann meinte dann auch, er müsse nachholen, was er in seiner Jugend versäumt hat. Er war auch erst zwanzig, als wir heirateten.

Damals bekam ich ja auch gleich unseren ersten Sohn, drei Jahre später unseren zweiten. Wir wohnen und arbeiten seit damals im gleichen Haus. Ich war immer schon den ganzen Tag in Aktion: die Arbeit im Büro, und zwischendurch Hausarbeit und kochen. Aber das hat mir nichts ausgemacht. Ich arbeite gern, ich wollte nicht nur Hausfrau sein. Das würde mir auch heute keinen Spaß machen.

Ich fühlte mich für die Firma verantwortlich, obwohl mein Mann der Chef war. Es gab Phasen, da kam er nächtelang nicht mehr nach Hause, haute viel Geld auf den Kopf, und manchmal stand ich morgens allein mit zehn, zwölf Monteuren da, die allmählich aufmüpfig wurden. Ich war damals in einem haarsträubenden nervlichen Zustand.

Ich habe wochenlang fast keine Nacht richtig geschlafen, und viel geweint. Wenn man so nervös ist, dann kann man auch nicht gescheit arbeiten. Es fiel mir alles schwer, und dann habe ich meinen Hausarzt direkt um ein Beruhigungsmittel oder ein Schlafmittel gebeten.

* *Name geändert*

Er hat mir *Lexotanil* verschrieben und zum Schlafen *Halcion*. Ich hatte irgendwann mal *Rohypnol* genommen, eine einzige, die hatte ich meiner Schwiegermutter stibitzt. Aber damit wollte ich nichts zu tun haben, das habe ich ihm auch gesagt – bis zum nächsten Mittag tranig zu sein, das konnte ich mir nicht erlauben.

Diese *Halcion*, die brachten ein schönes Einschlafen. Ich müßte lügen, wenn ich sagen würde, das war ein Teufelszeug. Als ich die erste viertel Tablette *Lexotanil* genommen hatte, da fühlte ich mich wunderbar, da waren alle grauen Wolken weg, und ich konnte wieder arbeiten. Ich habe nachts wieder gut geschlafen und gedacht: Das ist es! Ich fühlte mich richtig wohl mit diesen Tabletten. Den Hinweis auf dem Packungszettel: »Kann nach längerer Einnahme zur Sucht führen«, den hatte ich wohl gelesen, aber nicht wahrgenommen.

Mein Arzt hat mich nicht gewarnt; er hat mir die Tabletten verschrieben und gemeint, ich würde damit umgehen können. Er hat sich auch nicht weiter nach den Gründen erkundigt, warum ich Tabletten brauchte. Wir wohnen in einem kleinen Ort, und dieser Arzt ist mit meinem Mann zusammen groß geworden, die sind in etwa gleichaltrig. Er ist auch ein Kunde von uns und weiß, was bei uns für ein Rummel ist: Da klingelt das Telefon, ständig kommen Leute rein, und die Funkgeräte quaken. Damals machte mich das wahnsinnig.

Ich mußte meinem Arzt also nichts erklären – der wußte schon Bescheid, worum es ging, und auch über die Eskapaden meines Mannes. Dorf bleibt Dorf, da spricht sich das rum.

## *Sucht-Stationen*

Irgendwann waren mir die Tabletten schon so selbstverständlich geworden wie Zähne putzen: abends zum Einschlafen *Halcion* und morgens eine viertel *Lexotanil*, wenn's zu hektisch wurde, vielleicht mittags noch mal 'ne viertel. Das ging über eineinhalb Jahre so.

Wenn ich nur wegen des Rezepts zum Arzt ging, bekam ich das schon vorn an der Rezeption, mein Arzt hat gar nicht mehr groß mit mir darüber gesprochen oder mal zu einer Pause geraten. Ich selbst habe auch nicht daran gedacht, es wieder mal ohne Tabletten zu probieren, mir taten sie ja gut. Irgendwann wurde die Dosierung allmählich höher. Da kam ich morgens mit einer viertel schon nicht mehr aus. Mein Körper wollte mehr haben. Wenn ich mit dem Auto in die Stadt mußte, habe ich vorher immer eine viertel Tablette genommen, später eine halbe. Ich hatte Angst, es könnte irgendeiner falsch fahren und mich rammen – nicht etwa, daß ich einen Fehler mache. Aus meiner Erfahrung würde ich jetzt sagen, das war schon ein typisches Suchtverhalten: zu denken, es liegt immer an den anderen – daß man Tabletten nimmt, oder daß man trinkt. Man gibt sich selber nie die Schuld.

In dieser Zeit mußte ich die Tabletten dann auch schon ständig dabei haben. Ich hatte sie in der Handtasche, oder ich trug Röcke oder Hosen mit Taschen. Ich hatte immer eine halbe oder eine ganze Tablette in der Tasche und dosierte dann je nachdem, wie mir zumute war. Das war eine Beruhigung.

Vergessen habe ich sie auch nie, ich hatte eigentlich immer welche. Bis auf einmal, als ich versehentlich eine volle statt einer leeren Pakkung in den Mülleimer geschmissen hatte. Da bin ich nachts – ich konnte nicht einschlafen ohne meine Tabletten – mit dem Mantel über dem Nachthemd nach draußen an die Straße, wo der Mülleimer schon zum Abholen stand, und habe im Abfall nach meinen Tabletten gewühlt.

Meinem Mann habe ich verheimlicht, wie viele Tabletten ich nahm. Er wußte, daß ich Beruhigungsmittel nahm, aber nicht, wie viele. Ich habe immer gesagt: Ihr macht mich alle verrückt, ich muß hin und wieder was einnehmen, sonst werde ich hier wahnsinnig. Ich habe also meinen Mann und die Firma dafür verantwortlich gemacht, daß ich so nervös war.

Die Menge an Tabletten, die ich nahm, war mir nachher total unheimlich. Nach vier Jahren war ich morgens und abends bei einer ganzen *Lexotanil*, und abends noch zwei *Halcion* angelangt. Das steigerte sich aber noch immens, über einen Zeitraum von 15 Jahren. In der letzten Phase habe ich am Tag zusammengerechnet vier *Lexotanil* und zwei Schlaftabletten 0,5 genommen. Ich habe irgendwann *Spasmo Cibalgin Zäpfchen* (enthält Kodein, siehe Seite 103) dazwischen eingeschoben, das ist ein krampflösendes Mittel gegen Gallenkoliken. Die brachten nämlich mehr als die anderen Tabletten, die machten ja nur ruhig oder halfen beim Einschlafen. Aber da war meine Sucht schon entwickelt, da wollte ich dazu irgendwas haben, was »Umdrehungen« bringt – so wie ein Biertrinker zwischen zwei Gläsern seinen Schnaps kippt.

Solange ich das Pillenschlucken für mich noch für einigermaßen vertretbar hielt, habe ich mir alles vom Arzt verschreiben lassen und das Rezept in der Apotheke nebenan eingelöst. Irgendwann merkte ich, das wird zuviel, dann habe ich die Rezepte auch in anderen Apotheken eingelöst. Dem Arzt wollte ich das auch nicht mehr zumuten – obwohl er von sich aus nichts zu meinem Tablettenkonsum gesagt hat.

Mittwochs bin ich immer zu meiner Stammapotheke gegangen und habe gesagt, ach du lieber Gott, jetzt hab ich vergessen, mir ein Rezept ausstellen zu lassen. Kann ich die so bezahlen? Ich hab sie immer bekommen. Ich habe da bekommen, was ich wollte. Das war für die Apothekerin ja auch praktisch: Bar auf die Hand ist besser als nach sechs Wochen von der Krankenkasse. Heute könnte mir das in derselben Apotheke nicht mehr passieren. Da hat der Besitzer gewechselt, und der junge Mann ist sehr genau.

Die alte Besitzerin kannte ich ja, im Dorf kennt doch jeder jeden, und ich als Geschäftsfrau war schließlich vertrauenswürdig. Der Arzt und die Apothekerin waren also die ganze Zeit über meine Quelle, wo ich die Medikamente sehr einfach bekommen konnte. Weder mein Arzt noch die Apothekerin wußten aber, wieviel ich wirklich nehme, weil ich ja getrickst habe. Nur später, nach etlichen Jahren, als mein Geist nicht mehr ganz so klar war, mußte ich immer genau überlegen, wo ich die letzte Ration her hatte, ob vom Arzt oder gekauft in der Apotheke.

Da fühlte ich mich manchmal schon recht verwirrt im Kopf. Trotzdem hat mir in dieser Zeit niemand gesagt, daß ich mich verändert hätte oder vielleicht seltsam auf sie wirkte. Erst später, als die Bekannten und Freunde erfahren hatten, daß ich im Krankenhaus war wegen Tablettengeschichten, haben sie mir gesagt, daß ich manchmal sehr abwesend gewesen sei oder Löcher in die Luft gestarrt hätte.

Von den 15 Jahren Tablettensucht habe ich über sieben bis acht Jahre recht gut funktioniert. Ich kriegte auch meine Arbeit noch geregelt, aber dann begann mein Haushalt langsam zu verschlampen. Die schmutzige Wäsche türmte sich irgendwo in den Ecken, und mein Büro wurde schlampiger und schlampiger, zum Schluß war es fürchterlich.

Die Kinder zu versorgen habe ich immer noch geschafft – allerdings bestand später unser Mittagessen aus Gyros und Fritten von der Pommesbude. Die Kinder haben das wohl damals nicht richtig mitgekriegt, auch wenn sie in der letzten Zeit schon 15, 16 waren. Ich habe ihnen immer gesagt, daß mich der ganze Rummel bei uns wahnsinnig macht.

Mein Mann hat das Ausmaß meiner Sucht bis zum Schluß nicht gewußt oder sich auch nicht darum gekümmert. Er trinkt schon viel, viel länger, als ich Tabletten genommen habe – auch heute noch. Selbst mein Beispiel, daß ich jetzt seit langen Jahren »clean« bin, kann ihn nicht dazu bringen aufzuhören. Ich denke, der hat mich gewähren lassen, so wie ich ihn auch gewähren ließ. Da wollte keiner dem anderen irgendwas wegnehmen.

In den letzten vier Jahren habe ich vielleicht drei oder vier Versuche gemacht aufzuhören. Ich habe abends vorm Einschlafen versucht, mal gar nichts einzunehmen. Dann bin ich dann so unruhig eingedusselt, konnte natürlich nicht richtig schlafen. Eine Stunde später saß ich im Bett und habe gezittert und geschwitzt. Ich bekam eine panische Angst, es würde irgend jemand kommen und mir meine Tabletten – das war ja im Prinzip mein Liebstes – wegnehmen. Und dann hab ich direkt die doppelte Pillenration geschluckt, ich mußte mich schnell beruhigen. Das war ein Wahnsinnszustand – Entzugserscheinungen, aber das wußte ich damals nicht, weil ich mich mit dem Thema wohlweislich nie befaßt hatte. Ich hatte zwar Bücher darüber im Haus, die hatte ich in einem frühen Stadium gekauft, aber nie richtig ernst genommen. Nachher waren sie mir richtig unheimlich, und ich habe sie nicht mehr angerührt.

## *»Nägel mit Köpfen«*

Der erste Anstoß, ernsthaft mit den Tabletten aufzuhören, kam 1988 durch einen Urlaub in Irland. Als ich den Urlaub plante, habe ich mir einen Pillenvorrat beschafft, damit keine Komplikationen aufkämen. Für einen Abhängigen ist »Vorratshaltung« im Grunde unmöglich – was da ist, muß weggeschluckt werden. Ich hatte mir einen Vorrat angeschafft, der hätte zu Hause sechs Wochen gereicht, der war nach zwei Wochen Urlaub einfach weg – wie, konnte ich mir gar nicht erklären.

Dabei war die Reise wunderschön – aber ich muß wohl die halbe Zeit total im Tran gewesen sein. Weil mein Mann und ich so verschiedene Vorstellungen von Urlaub hatten, hatte ich mir diese Reise ausgesucht und war das erste Mal allein verreist. Ich lernte dort einen Mann kennen, mit dem ich mich sehr gut verstand. Es ist zwar nichts »passiert«, aber ich hatte mich in ihn verschossen und mir vorgestellt, wie es wäre, mit ihm ein ganz neues Leben anzufangen. Dabei ist mir dann plötzlich ganz klar geworden, daß ich mit meiner Abhängigkeit nirgendwo anders existieren konnte. Ich war nicht nur von den Tabletten abhängig, sondern auch von meinem Arzt und meiner Apotheke. Diese Vorstellung hat mich halb verrückt gemacht – und als ich aus Irland zurückkam, da hab ich gedacht, jetzt machst du Nägel mit Köpfen.

Daß ich abhängig war, wußte ich eigentlich nach drei oder vier Jahren. Da hatte ich zwar noch nicht diese fürchterlichen Entzugserscheinungen wie zum Schluß, aber ich wußte, ich war unruhig, es ging mir gar nicht gut, nur mit den Tabletten konnte ich das einigermaßen verbergen.

Allmählich ging dabei aber mein Selbstwertgefühl den Bach hinunter. Ich hatte mich total verändert. Früher war ich immer ziemlich lustig gewesen. In der Firma, wo ich vor meiner Heirat gearbeitet hatte, war ich die Betriebsnudel, die Feten organisierte und machte und tat. Das ist auch meine Art – für andere zu sorgen und mich zu kümmern. Die ist mir völlig abhanden gekommen, ich wurde immer miesepetriger. Abends um sieben wäre ich am liebsten schon ins Bett gegangen, alles war mir zuviel. Veranstaltungen zu besuchen oder so etwas, das ging nur unter größten Mühen.

Dieses Erlebnis in Irland hat dann heftig an mir gerüttelt – meine Lebensgeister sind wohl wieder wach geworden. Kurz nach dem Urlaub habe ich überlegt, an welchen Arzt ich mich wenden könnte – mit dem Hausarzt hätte ich darüber nicht reden wollen. Dann hatte ich einen Termin beim Gynäkologen, also eigentlich die völlig falsche Fachrichtung, aber das ist ein Mensch, der mein hundertprozentiges Vertrauen hat.

Ich habe ihn einfach nur gefragt, ob er nicht eine Adresse wüßte – ich nähme viel zuviel Tabletten und könnte eigentlich nicht mehr ohne sein. Ich hatte den erhobenen Zeigefinger erwartet, aber er war sehr nett und sagte mir, daß viele Frauen von Tabletten abhängig seien und daß es Wege gäbe, damit Schluß zu machen. Er gab mir die Telefonnummer von einer Beratungsstelle, wo ich schließlich mit einer Psychologin mehrere gute Gespräche hatte. Sie hat mir nicht meine Tabletten weggenommen, sondern mit mir einen Plan aufgestellt, wie ich sie allmählich reduzieren kann.

Ich hatte bei meinen Versuchen immer radikal abgesetzt – auf die Idee mit dem Reduzieren war ich gar nicht gekommen, obwohl ich merkte, daß mein Körper so einen plötzlichen Entzug gar nicht mitmacht.

Die Psychologin hat mir geraten, ins Krankenhaus zu gehen, weil das der einfachste Weg ist, aber das wollte ich zuerst nicht – ich dachte an die Schande für meine Familie und mich, das wollte ich uns nicht antun. Ich habe dann versucht, nach diesem Plan zu reduzieren. Das ist zwei Tage gutgegangen, aber als leichte Zittererscheinungen auftraten, habe ich das wieder nicht ertragen.

Dann war ich noch mal ein Wochenende mit guten Freunden weg. Sie merkten, daß ich körperlich und seelisch total am Ende war und haben mich ein bißchen in die Mangel genommen – liebevoll, aber bestimmt. Schließlich habe ich ihnen alles erzählt, auch, daß ich nicht ins Krankenhaus wollte, weil ich meinte, ich könnte meine Familie nicht im Stich lassen. Meine Freundin fragte schließlich – und das war für mich der Knackpunkt: »Wenn du unter die Straßenbahn kommst, wer sorgt dann für deine Familie?«

Dann ging alles ganz schnell: Ich bin am Sonntag zurückgekommen, und am Dienstag habe ich der Psychologin gesagt, daß ich ins Krankenhaus gehe. Am folgenden Montag konnte ich dort schon erscheinen.

Nachdem ich mich entschlossen hatte, ins Krankenhaus zu gehen, habe ich in einer knappen Woche mehr geregelt als sonst im ganzen Jahr. Ich habe Freunde und Geschäftspartner besucht und ganz offen erzählt, daß ich ins Krankenhaus gehe, weil ich zu viel Medikamente nehme und damit aufhören muß. Das war wie ein Durchbruch – ich begreife es heute noch nicht, daß das bei mir so lange gedauert hat und dann plötzlich ganz leicht ging. Auch dieses Gefühl von »Schande« – das wurde eigentlich schon viel weniger, nachdem ich meine Sucht zum erstenmal beim Gynäkologen zugeben konnte. Es dann noch den anderen zu sagen, war wie eine Befreiung. Es haben auch alle Freunde und Bekannten gesagt, daß sie es toll finden, daß ich das mache.

Mein Mann war sehr erschrocken über das ganze Ausmaß meiner Sucht, über all die Jahre, das hat ihn sehr mitgenommen. Aber wirklich intensiv darüber ausgesprochen haben wir uns nie, da steht ihm sein eigenes Problem im Weg. Mein Beispiel hat ihm nicht geholfen, aber es heißt ja auch ganz richtig, daß der Ehepartner immer der schlechteste Therapeut ist. Meist sind es Außenstehende oder irgendwelche Umstände, die Abhängige dazu bringen aufzuhören, nur sehr selten der Partner.

Meinem Hausarzt hatte ich auch Bescheid gesagt, daß ich in die Klinik gehe, um endgültig Schluß zu machen mit den Tabletten. Er meinte dann, das hätte er mir sowieso gerade vorschlagen wollen, weil er sonst Schwierigkeiten mit der Krankenkasse bekommen könnte. Auch in der Apotheke meinten sie, daß es besser für mich wäre, damit Schluß machen. Es wußte also jeder, und jeder hat davon profitiert.

### *Entzug*

Ich ging in ein großes Krankenhaus mit mehreren Suchtstationen und erfahrenen Leuten. Ich war sechs Wochen dort, allein drei Wochen hat es gedauert, bis ich mit den Tabletten auf dem Stand null war. Es war eine psychiatrische Station, dort waren Nervenkranke und Alkoholiker, ganz unterschiedliche Menschen. Das war eine völlig neue Situation für mich, aber ich war total am Ende und einfach nur froh, als mein Mann mich da ablieferte.

Wenn ich die Depressiven oder andere psychisch Kranke sah, habe ich mir immer gesagt: Ich will alles tun, um wieder gesund zu werden, und das klappt auch. Wer weiß, ob die anderen jemals wieder gesund werden – dieser Gedanke hat mich aufgerichtet.

Den Ärztinnen und Ärzten dort habe ich völlig vertraut. Ich mußte genau erzählen, wie viele Tabletten ich nahm, und alles, was ich noch hatte, mitbringen und abgeben – auch Kreislauf- und Hormontabletten. Dann wurde wieder ein Plan für mich ausgearbeitet. Ich bekam morgens und abends immer noch etwas, dabei wurde die Dosis allmählich reduziert. Eigentlich hätte ich nach 14 Tagen auf dem Stand null sein müssen.

Ich habe in der Zeit wahnsinnig geschwitzt, ich konnte zuschauen, wie sich die dicken Schweißtropfen bildeten. Die Ärzte ließen niemanden allein, die schauten genau, wie der Entzug abläuft. Sie haben mich bestärkt und getröstet, gesagt: »Das ist jetzt die schlimmste Zeit, da müssen Sie durch, und da kommen Sie auch durch.« Ich fühlte mich in der Klinik wirklich beruhigt und beschützt. Auch die anderen Patienten, die das gleiche vielleicht acht oder zehn Tage vorher durchlitten hatten, haben mich immer wieder aufgemuntert und mitgezogen.

Nach dem ersten Tag, an dem ich überhaupt keine Tablette mehr bekam, hatte ich nachts eine ganz fürchterliche Entzugsvorstellung, einen Wachtraum. Ich habe mich darin gesehen, wie ich auf einem Rost über einem Feuer liege. Ich hatte wahnsinnige Schmerzen und konnte sehen, wie jedes Stück Fleisch und jeder Knochen von mir ab und in das Feuer fiel. Währenddessen habe ich jede Stunde die Nachtschwester hereinkommen sehen – ich konnte aber keinen Ton von mir geben. Am nächsten Morgen war ich gerädert, als hätte ich zentnerweise Holz gesägt.

Die Entzugssymptome vorher konnte ich ganz gut ertragen, aber diese Nacht war ganz schlimm, der Tiefpunkt. Danach habe ich noch eine Woche lang abends eine viertel Tablette *Lexotanil* bekommen. Dann war aber Schluß, und ein solcher Zustand kam auch nicht wieder. Ich war nach dieser »Krise« noch etwa zehn Tage lang völlig apathisch. Ich habe nur herumgesessen und vor mich hin gestarrt.

Es war, als ob sich das *Lexotanil* in all den Jahren wie eine Schicht über meine Nerven gelegt hätte – wie eine Isolierung von einem Kabel – und als ob da jetzt Stück für Stück wegplatzen würde. Die Nerven lagen blank wie ein Kupferkabel, von dem die Isolierung abgezogen ist. Das schmerzte, und ich wollte nur in Ruhe gelassen werden. Aber die anderen haben mich immer wieder aufgerichtet und gesagt, daß es ihnen genauso gegangen ist.

Die Abhängigen auf der Station – egal ob Alkohol-, Tabletten- oder Drogensüchtige – hockten immer zusammen, tauschten Erfahrungen aus und machten sich gegenseitig Mut. Die Ärzte und Psychologen haben mit uns Gespräche geführt – über die Kindheit, Familie, Ehe. Die Therapeuten haben mir zum ersten Mal Mut gemacht, mich nicht immer rumschieben zu lassen, auch mal nein zu sagen und selbst etwas zu unternehmen. Es war für mich eine neue Situation, mit anderen Menschen über meine Probleme zu sprechen, und das hat gutgetan.

Einmal in der Woche gab es ein Patiententreffen, das war für die Suchtkranken Pflicht. Es waren dort Alkoholabhängige, die schon x-mal zur Entgiftung dort gewesen waren, oder Heroinabhängige, die im Entzug ihre Wohnung gerade mal wieder demoliert hatten, und andere, die die gleichen Probleme hatten wie ich. Da habe ich Sachen erfahren, die waren außerhalb dessen, was ich für möglich hielt. Das war schlimm, aber auch interessant.

Mir war bewußt, wenn ich alles gut überstanden habe, komme ich wieder raus. Da gab es andere, die waren schon Monate da, und man wußte nicht, wie lange noch. Dieses Leid zu sehen hat mich angetrieben, alles zu tun, damit alles bei mir wieder in Ordnung kam und ich neu anfangen konnte. Meine Familie hat mich regelmäßig besucht, auch Freundinnen. Ich dachte ja zuerst, ich käme nach vierzehn Tagen wieder raus – aber das war nicht der Fall, und es war mir auch völlig egal. Ich habe mich in der Klinik wohl gefühlt, ich merkte, daß ich dort an der richtigen Stelle war.

## *Neu leben lernen*

Während dieser Zeit bekam ich durch einen Pfleger Kontakt mit einer Gruppe der »Anonymen Alkhoholiker« (AA). Diese AA-Gruppen sind für alle suchtkranken Menschen offen. Es war eine recht große Gruppe, etwa 30 Leute. Beim ersten Treffen habe ich mich umgesehen und nach den Alkoholikern Ausschau gehalten. Es gab aber nur einen oder zwei, die etwas verlebt im Gesicht aussahen, die anderen waren stinknormale Menschen, aber eben abhängig. Was und wie sie von sich erzählten, war für mich sehr beeindruckend. Lebensgeschichten, mit denen verglichen meine Probleme mir sehr harmlos vorkamen. Das hat mir Mut gemacht und mich fasziniert. Ich bin weiter dorthin gegangen und mit der Zeit da hineingewachsen.

Als ich aus der Klinik entlassen wurde, wußte ich, daß ich keinen körperlichen »Suchtdruck« mehr hatte – aber ich fragte mich, wie ich es ertragen würde, wenn es zu Hause und im Büro wieder unruhig wird und ich nicht schlafen kann. Ich hatte monatelang noch Schlafstörungen. Auch in den sechs Wochen in der Klinik hatte ich kaum eine Nacht länger als zwei Stunden geschlafen. Dort war das egal. Früher dachte ich, du mußt mindestens acht Stunden schlafen, sonst kann du am nächsten Tag nicht arbeiten. In der Klinik war es nicht schlimm, wenn ich mal etwas versäumte, da brauchte ich nicht zu funktionieren.

Ich hatte aber Angst, überhaupt nie mehr vernünftig schlafen zu können und deswegen zu Hause dann doch wieder Tabletten zu nehmen. Mit dieser Angst habe ich mich lange gequält. Die »alten Hasen« aus meiner AA-Gruppe haben mir aber immer gesagt, sei geduldig, das dauert, aber irgendwann kommt der Schlaf wieder.

Und es ging wirklich: Ich habe gemerkt, wenn ich mal eine oder zwei Nächte schlecht schlafe, holt sich der Körper in der dritten Nacht das, was er braucht. Ich muß gar nicht immer gut schlafen. Wenn ich tagsüber müde bin, trinke ich eben eine Tasse Kaffee oder gehe an die frische Luft, oder ich lege mich eine halbe Stunde hin. Heute sind die Schlafstörungen vorbei.

Es ist jetzt acht Jahre her, seit ich aus der Klinik zurückkam. Ich habe damals noch überlegt, eine Langzeittherapie zu machen, aber das hätte bedeutet, acht Monate weg vom Geschäft und der Familie zu sein. Manchmal bedauere ich, daß ich es nicht gemacht habe. Ich denke, ganz ohne Unterstützung, also ohne meine AA-Gruppe, wäre es wohl nicht gegangen hinterher.

Ich bin jetzt also schon lange clean. Es macht mir nichts aus, wenn ich Tabletten gegen etwas ganz Bestimmtes nehmen muß. Aber wenn ich mal krank bin, sehe ich mir genau an, was mir mein Arzt verschreibt und was ich nehmen kann. Ich muß nicht »abstinent« leben wie ein Alkoholabhängiger, aber ich gucke genau hin, bevor ich Medikamente nehme. Wenn ich zum Beispiel Kopfschmerzen habe, ertrage ich sie lange Zeit, nur wenn es ganz schlimm wird, greife ich schon mal zu Aspirin.

Mir hat meine Gruppe dabei geholfen, mich wieder als ganz normaler Mensch zu fühlen. Als ich ganz am Ende war, habe ich gedacht, ich werde nie wieder normal, ich hatte Horrorvorstellungen von meinem Leben im Alter, ich dachte, irgendwann lande ich auf einer geschlossenen Station und flehe die Ärzte auf Knien um Tabletten an. Ich hätte auch nie geglaubt, daß ich wieder normal denken und zum Beispiel wieder Telefonnummern behalten kann.

Ich gehe immer noch in die AA-Gruppe, das ist mir ein echtes Bedürfnis geworden. Ich habe dort so viel empfangen in all den Jahren, das möchte ich auch genauso weitergeben. Es gehört zur Botschaft der AA-Gruppen, seine eigenen Erfahrungen weiterzugeben, um anderen zu helfen. In der AA-Gruppe gibt es ein starkes Zusammengehörigkeitsgefühl und echte Freundschaften. Man unterstützt sich gegenseitig, hilft, Probleme aufzufangen.

Wenn man einmal süchtig war, bleibt oft diese Art, mit Problemen umzugehen: Wenn was passiert, ist das ein Grund, wieder etwas zu nehmen. Alles, was im Leben geschieht, hängt dann irgendwie wieder mit einem Suchtstoff zusammen. Damit anders umzugehen lernt man nicht gleich im Entzug, dazu braucht es eine längere Therapie oder auch eine Gruppe.

Ich habe mir zum Beispiel früher alles gefallen und jede Arbeit aufdrücken lassen. Ich habe gedacht, ich kann meine Ehe retten, wenn ich meinem Mann möglichst viel Kleinkram abnehme, so daß für mich nachher keine Sekunde Freizeit mehr blieb. Meine Schwiegermutter hat mich zusätzlich unter Druck gesetzt. Ich habe jetzt gelernt, mich zu wehren – statt wie früher meinen Frust mit Tabletten wegzuschlucken. Und mit der Zeit haben alle gemerkt, daß man mit mir nicht mehr so leicht umspringen kann wie früher.

Auch die Beziehung zu meinen Kindern hat sich ganz toll entwickelt. Früher konnten wir über das Thema Sucht nicht reden, das war irgendwie peinlich, da herrschte Befangenheit. Heute können wir sehr gute Gespräche führen, auch über vieles andere. Die Kinder geben mir Lebensmut und den Willen, im Geschäft weiterzumachen. Aber mir macht die Arbeit auch wieder Spaß, ich bin wieder sehr aktiv geworden und spüre die Anerkennung von vielen Geschäftspartnern.

Ich kann nur alle warnen, die in Gefahr sind, in die Tablettensucht zu rutschen: Es fängt so harmlos an und endet so fürchterlich! Das Beste, was man tun kann, wenn man Probleme hat, ist, sehr früh mit anderen darüber zu sprechen und sie offenzulegen. Wenn das zu Hause nicht geht, kann man sich auch beraten lassen oder sich bei anderen Menschen Rückhalt holen. Das ist für mich ganz wesentlich: Dieses Allein-Probleme-lösen-wollen verführt dazu, sie zu verdrängen und mit Tabletten zu betäuben.

Wenn man süchtig ist, ist der Entzug in einer Klinik die Grundlage, auf der man etwas verändern kann. Ich bin davon überzeugt, wenn man in die richtige Klinik geht, mit der richtigen Einstellung, dann funktioniert das. Eine Klinik, die mehr anbietet als reine Entgiftung, also Therapie und Gruppengespräche. Und man muß wirklich wollen, wirklich Ernst machen. Bis sich dieser Wille entwickelt, dauert es manchmal sehr lange – wie bei mir –, aber das ist entscheidend.

Ich hatte mal einen Kofferaufkleber, dessen Text mir im Gedächtnis haften blieb: »Wer durch die Hölle will, muß verdammt gut fahren können.« Die Psychologin hatte vor meinem Entzug gesagt: »Sie werden durch die Hölle gehen!« Da habe ich gedacht, egal was passiert, du fährst wie der Teufel, du willst aus der Hölle raus. Und das ist mir gelungen.

# Arzneimittel mit Abhängigkeitspotential

In den Arzneimitteltabellen in diesem Kapitel ist vermerkt, ob ein Mittel ohne Rezept in der Apotheke zu kaufen ist (Selbstmedikation) oder ob es auf einem »normalen« Rezept (Rp) oder einem Betäubungsmittelrezept (Btm) verordnet werden muß. Rezeptpflichtig sind alle Arzneimittel, deren Wirkstoffe wegen ihrer Wirkstärke oder ihrer Nebenwirkungen in die Hand einer Ärztin oder eines Arztes gehören. Dabei sind die Grenzen zwischen rezeptpflichtig und nichtrezeptpflichtig nicht unverrückbar. Wenn die Risiken und Nebenwirkungen es notwendig machen, können bislang nichtrezeptpflichtige Mittel der Rezeptpflicht unterstellt werden (wie z. B. die Appetitzügler *Boxogetten S, Fugoa N, Recatol N* seit dem 1. Januar 1997). Andererseits können auch rezeptpflichtige Mittel aus der Rezeptpflicht entlassen werden (wie z. B. das Durchfallmittel Loperamid in *Imodium akut),* wenn die geringen Risiken im Umgang mit solchen Mitteln dies erlauben.

Der Umgang mit Suchtstoffen wird im Betäubungsmittelgesetz (BtMG) geregelt. Zu den Arzneimitteln, die dem BtMG unterstehen, gehören z. B. Mittel, die Opioide (z.B. starke Schmerzmittel), Psychostimulantien oder Benzodiazepine enthalten. Sie müssen jedoch nicht auf Betäubungsmittelrezept verordnet werden, weil für bestimmte Dosierungen Ausnahmen festgelegt sind. So darf eine Tablette nur bis zu 20 mg Diazepam (z. B. in *Valium)* enthalten, damit sie noch auf normalem Rezept verschrieben werden kann, bei einer höheren Dosierung wäre ein Betäubungsmittelrezept erforderlich.

Die Art der Rezeptpflicht spiegelt somit das Risiko-Nutzen-Verhältnis bei einem Wirkstoff wider. Je risikoreicher Arzneimittel eingestuft werden, desto höher ist der Grad der Rezeptpflicht – das Betäubungsmittelrezept bildet die höchste Stufe.

Für die folgenden Listen wurden der Arzneiverordnungs-Report '96 und die Rote Liste 1996 als Quelle herangezogen. Die Aufstellungen erheben keinen Anspruch auf Vollständigkeit. Die Aussagen über die Häufigkeit der Verordnung oder des Verkaufs beziehen sich auf die

Bundesrepublik Deutschland. Die Namen für österreichische und schweizerische Arzneimittel sind mit einem (Ö) oder einem (CH) gekennzeichnet.

Wenn Sie den Namen Ihres Arzneimittels nicht finden, suchen Sie auf der Packung oder im Beipackzettel nach dem Wirkstoff und schlagen Sie im Register nach. Wenn Sie dann in den entsprechenden Arzneimittellisten nachschlagen, gelten für Ihr Arzeimittel die Hinweise, die dort aufgeführt sind.

## Alkohol in Arzneimitteln

Sowohl Arzneimittel für Kinder als auch Arzneien, die als »Alterstonikum« angeboten werden, enthalten nicht selten hohe Mengen Alkohol. Das wohl bekannteste Beispiel eines »hochprozentigen« Arzneimittels ist *Klosterfrau Melissengeist.* Solche Arzneimittel können abhängig machen, in der Schwangerschaft können sie den Embryo schädigen. Für ehemalige Alkoholiker werden alkoholhaltige Arzneimittel leicht zum Fallstrick.

In einem kürzlich erschienenen Buch von Sigrid und Wolfgang Poser werden solche Mittel als »Patentmedizin« charakterisiert. »Patentmedizinen waren ursprünglich von Marktschreiern angepriesene Arzneimittel gegen alle Krankheiten und Übel dieser Erde. Sie enthalten neben wenig wirksamen, aber hochgeschätzten Arzneistoffen oft einen euphorisierenden Suchtstoff in relativ versteckter Form.« Früher waren diese Stoffe meist Opium oder Kokain, heute sind es oft Alkohol und/oder Koffein. Das Suchtpotential solcher Patentmedizinen ist zwar gering, der oft hohe Alkoholgehalt wird aber zu leichtfertig als nebensächlich dargestellt. Zur Zeit sind Patentmedizinen vor allem als Stärkungsmittel und Geriatrika (»Roborantien«) auf dem Markt. Ihre spürbare Wirkung rührt aber vor allem von ihrem Alkoholgehalt in Portwein- oder Kräuterschnapskonzentration her.

Vor einer Anwendung über längere Zeit empfiehlt es sich, die Zusammensetzung solcher Mittel und sogenannter Tonika genau zu prüfen, um die Gefahr einer Alkoholabhängigkeit zu vermeiden. Angaben über die Höhe des Alkoholgehalts sind auf der Packung und in der Produktbeschreibung zu finden.

In den Mitteln kommen Alkoholkonzentrationen bis zu 79 Volumenprozent vor *(Klosterfrau Melissengeist).* Kinderarzneien enthalten häufig alkoholische Pflanzenauszüge. Gerade homöopathische und anthroposophische Arzneien haben oft einen hohen absoluten Alkoholgehalt. Sie werden in der Regel allerdings nur in Tropfenmengen eingenommen.

Als Alternativen werden von den Herstellern inzwischen immer häufiger auch alkoholfreie Säfte oder Tropfen angeboten. Fragen Sie in der Apotheke nach solchen Präparaten. Bei homöopathischer oder anthroposophischer Behandlung stehen statt der alkoholhaltigen Tropfen Globuli (Kügelchen), Tabletten und Verreibungen zur Verfügung.

Zu den viel gebrauchten alkoholhaltigen Tropfen gehören z. B. *Esberitox, Echinacin, Contramutan, Lymphomyosot, Infludo, Meditonsin, Metavirulent, Uzara* u. a.

## Arzneimittelliste: Alkoholgehalt

In der Liste sind beispielhaft einige Tonika aufgeführt, die ohne Rezept in der Apotheke gekauft werden können. Alle Produkte enthalten Alkohol und werden z. T. aggressiv beworben.

| Präparat | Wirkstoffe |
|---|---|
| Aktivanad N | Leberextrakt, Hefeextrakt, Koffein, **11 % Ethanol** |
| Biovital N | Eisen, Vitamine, Pflanzenextrakte, **15 % Ethanol** |
| Buerlecithin | Soja-Lecithin, **16,4 % Ethanol** |
| Doppelherz Melissengeist | Pflanzenextrakte, **72 % Ethanol** |
| Klosterfrau Melissengeist | Verschiedene ätherische Öle, **79 % Ethanol** |
| Gelee Royal Blütenpollen Tonikum | Gelee Royal, Honig, Pollen, Pflanzenextrakt, **16 % Ethanol** |
| Ginsana Ginseng | Ginsengwurzelextrakt, **11,5 % Ethanol** |
| Kumsan Ginseng | Ginsengwurzeldickextrakt, **15 % Ethanol** |
| Propolis K | Propolisextrakt, **70 % Ethanol** |
| Tai Ginseng | Vitamine, Ginsengextrakte, **20 % Ethanol** |
| Vita Buerlecithin | Soja-Lecithin, Vitamine, **16,4 % Ethanol** |
| Voltax | Phospholipide, Vitamine, Pflanzenextrakte, **> 20 % Ethanol** |

## **Schmerzmittel** (Analgetika)

Schmerzen sind der häufigste Grund, warum Menschen einen Arzt aufsuchen. Viele Krankheiten, wie zum Beispiel Grippe, Muskelzerrungen und Rheuma, gehen mit Schmerzen einher. Der Schmerz dient dem Körper als Warnsignal, er weist darauf hin, daß etwas nicht in Ordnung ist. Der Organismus braucht also den Schmerz, um sich selbst vor weiteren Schäden zu schützen.

Es gibt aber auch Fälle, in denen sich der Schmerz verselbständigt und zu einer eigenständigen Krankheit wird. Er tritt dann nicht mehr als Warnsignal auf, sondern wird für viele Menschen quälend und chronisch. In diesen Fällen ist die Behandlung in speziellen Schmerzkliniken notwendig und hilfreich.

Schmerzmittel gehören zu den meistverkauften Arzneimitteln – sowohl in der Selbstmedikation als auch in der ärztlichen Verordnung. Allein 1995 wurden rund 194 Millionen Packungen (+ 1,6 Prozent gegenüber 1994) in den Apotheken abgesetzt. 166 Millionen Packungen wurden ohne Rezept gekauft, der Umsatz in den Apotheken belief sich auf runde 900 Millionen DM.

Diese Menge an verbrauchten Schmerzmitteln würde theoretisch ausreichen, um bis zu fünf Millionen Menschen ein ganzes Jahr lang täglich zu versorgen.

### Opiate/Opioide und nichtopioide Schmerzmittel

Die im Handel befindlichen Schmerzmittel werden in zwei Klassen eingeteilt, die opioiden und die nichtopioiden Schmerzmittel.

*Opiate* und *opioide* Schmerzmittel wirken überwiegend im Zentralnervensystem. Opiate werden die schmerzstillenden Substanzen genannt, die sich direkt vom Morphin – der »Leitsubstanz« der zentral wirksamen Schmerzmittel – ableiten. Wenn die Substanzen dem Morphin von ihrer Struktur her nicht ähnlich sind, aber ebenfalls zentral wirken, heißen sie opioide oder opiatähnliche Stoffe. Sie wirken stark schmerzhemmend und/oder hustenreizstillend und werden nur zur Behandlung von extremen Schmerzzuständen eingesetzt.

Zu den opioiden Wirkstoffen gehören:

Buprenorphin, Dextromethorphan, Dextropropoxyphen, Dihydrokodein, Fentanyl, Hydrocodon, Hydromorphon, Kodein, Levomethadon, Meptazinol, Morphin, Nalbuphin, Naloxon, Nefopam, Pentazocin, Pethidin, Piritramid, Tilidin und Tramadol.

*Nichtopioide* Analgetika wirken überwiegend außerhalb des Zentralnervensystems (peripher). Sie hemmen Schmerzstoffe wie die Prostaglandine, die im peripheren Nervensystem gebildet werden.

Zu den nichtopioiden Wirkstoffen gehören:

Acetylsalicylsäure, andere Salicylate, Metamizol, Paracetamol, Phenylbutazon und Propyphenazon.

## Pharmakologische Wirkung

### *Opiate und Opioide*

Die zentral wirksamen, also opioiden Schmerzmittel wirken, wie ihre Bezeichnung schon ausdrückt, im Zentralnervensystem. Sie stimulieren das körpereigene schmerzhemmende System, das – zum Beispiel in Streß- oder Gefahrensituationen – im Rückenmark und im Stammhirn die Weiterleitung von Schmerzimpulsen unterbindet. Schmerzen werden nicht mehr so stark empfunden.

Die verschiedenen Opioide wirken allesamt ähnlich, sie unterscheiden sich lediglich in der Stärke ihrer Wirkung.

- Sie wirken schmerzlindernd (analgetisch).
- Sie vermindern die geistige Aktivität (sedierend).
- Sie beseitigen Konflikte und Angstgefühle.
- Sie wirken euphorisierend, können bei einzelnen Patienten aber auch gegenteilige Effekte hervorrufen (Verschlechterung der Stimmungslage).
- Sie hemmen das Atemzentrum und wirken hustendämpfend.
- Sie führen bei häufiger Anwendung meist zu Toleranz und später Abhängigkeit.

Daneben wirken sie auch im peripheren Nervensystem, was für die Anwender teilweise unangehme Begleiterscheinungen bedeutet:

- Sie verzögern die Magenentleerung; Übelkeit und Erbrechen können die Folge sein.
- Sie führen zu einer andauernden Verstopfung.
- Sie behindern die Entleerung der Harnblase.
- Sie können zu Kreislaufbeschwerden führen.
- Bei Asthmatikern kann es zu Atemnot kommen.

Opiate und Opioide werden bei starken Schmerzen eingesetzt, wie sie nach Operationen und bei Unfallverletzungen auftreten können, aber auch zur Langzeitbehandlung bei Tumorerkrankungen oder fortgeschrittener Osteoporose. Für die Therapie starker Schmerzzustände gibt es zu den zentral wirksamen Schmerzmitteln keine Alternative.

### *Nichtopioide Wirkstoffe*

Die schwächeren nicht-opioiden Analgetika wirken alle fiebersenkend, schmerzhemmend, viele auch entzündungshemmend. Sie unterscheiden sich in ihrer Wirkungsstärke.

Sie werden zur Behandlung von leichten bis mittleren Schmerzen, bei Fieber, Migräne und entzündlichen Erkrankungen, beispielsweise bei rheumatischen Erkrankungen, eingesetzt.

Sie hemmen ein Enzymsystem (Cyclooxygenase), das sogenannte Schmerzstoffe bildet, wie Histamin, Acetylcholin und die Prostaglandine. Diese Stoffe werden nach Verletzungen im peripheren Nervensystem ausgeschüttet. Erhöht sich die Konzentration von Schmerzstoffen in einem geschädigten Gewebe, so leiten bestimmte Nervenbahnen das Schmerzsignal zum Zentralnervensystem weiter.

Periphere Schmerzmittel verhindern die Entstehung der Prostaglandine und wirken deshalb schmerzstillend.

## Nebenwirkungen

### *Opioide Wirkstoffe*

Das Hauptproblem der opioiden Substanzen ist ihr Suchtpotential. Werden sie unter unkontrollierten Bedingungen immer wieder eingenommen, entwickelt sich fast zwangsläufig eine Abhängigkeit.

Die Suchtgefahr spielt bei der Behandlung von schwersten Schmerzzuständen allerdings kaum eine Rolle. Die Patienten wissen, daß sie den Stoff gezielt als schmerzlinderndes Arzneimittel bekommen. Euphorische Zustände erleben sie nicht, weil sehr genau dosiert wird. Sie werden deshalb psychisch nicht abhängig, und ihr Körper gewöhnt sich – wenn überhaupt – nur sehr langsam an den Stoff.

Um die Entwicklung einer Abhängigkeit zu vermeiden, sind die Einnahmebedingungen sehr wichtig: Das Schmerzmittel muß regelmäßig zu bestimmten Zeiten und in der individuell richtigen Dosierung eingenommen werden, damit die Patientin oder der Patient möglichst dauerhaft schmerzfrei ist. Wenn die starken Schmerzen zwischendurch wieder auftreten und der Effekt des Mittels dann wie eine Erlösung wirkt, ist die Gefahr einer positiven »Bindung« an das Medikament zu hoch.

Abgesehen von der möglichen Nebenwirkung Sucht birgt die Einnahme opioider Schmerzmittel noch andere Risiken: Alle Opioide hemmen das Atemzentrum, das heißt die Atmung wird langsamer. Für Patientinnen und Patienten mit Lungenerkrankungen können Opioide deshalb leicht lebensgefährlich werden.

Die Einnahme von Opioiden führt zu Verstopfung, die meist behandelt werden muß, damit es nicht zu einem Darmverschluß kommt. Auch die betäubte Blase muß regelmäßig entleert werden, weil die Patienten den Füllungsgrad ihrer Harnblase von selbst nicht mehr spüren.

**Mißbrauch von Opiaten**

Ein Großteil opioider Substanzen wird nicht zur Therapie von Schmerzzuständen eingesetzt, sondern in der Drogenszene mißbraucht. Das wohl am häufigsten mißbräuchlich verwendete Opioid ist das Heroin. Diese Substanz wird bevorzugt, weil sie besonders schnell und sehr stark euphorisierend wirkt. Sie löst einen besonderen »Kick« aus, der Suchtgefährdete dazu verleitet, den Stoff immer wieder zu nehmen. Schon sehr bald wird es für sie auch nötig, um die schweren und unangenehmen Entzugserscheinungen des Heroins zu vermeiden.

Kann kein Heroin beschafft werden, wird auch auf verschreibungsfähige Präparate ausgewichen. Oft werden dafür Rezepte gefälscht. Ärztinnen und Ärzte verschreiben Drogenabhängigen selten ein rezeptpflichtiges Arzneimittel nach dem Betäubungsmittelgesetz – statt dessen »substituieren« sie mit niedrigdosierten, auf einem einfachen Rezept verschreibungsfähigen Kodeinpräparaten.

Kodein wird nämlich im Körper zu fünf bis 25 Prozent zu Morphin »umgebaut«. Diese Art der Substitution ist in Fachkreisen immer noch umstritten, weil die Anwendung einer zentralwirksamen Substanz wie Kodein kaum kontrollierbar ist. Kodeintabletten, -kapseln oder -saft müssen dem Abhängigen mitgegeben werden, da diese Mittel wegen ihrer kurzen Wirkdauer alle vier bis sechs Stunden eingenommen werden müssen. Es ist also nicht auszuschließen, daß auch mit diesen Mitteln gedealt wird. Ein möglicher Nebenkonsum weiterer Drogen erhöht das Risiko tödlicher Dosen. Ärzte, die sich dieser Probleme nicht bewußt sind und leichtfertig Kodeinpräparate zur Substitution verschreiben,

unterscheiden sich nur deshalb von Drogendealern, weil sie dies nicht zu ihrem finanziellen Vorteil tun.
Sinnvoller ist die Substitution mit *Levomethadon* (Methadon). Dieses Mittel kann unter Kontrolle geschluckt werden und wirkt für 24 Stunden. Eine Weitergabe an andere Drogenabhängige ist daher nicht möglich. Der kontrollierte Einsatz von Methadon z. B. bei Heroinabhängigen kann helfen, von der Nadel wegzukommen und sich sowohl psychisch wie körperlich zu regenerieren. Die Sucht bleibt zwar erhalten, denn auch Methadon macht abhängig, es entfällt jedoch der psychische und körperliche Druck, ständig an die Beschaffung von Geld für Heroin zu denken – zum Beispiel über Prostitution. Die HIV-Ansteckungsgefahr ist gerade bei abhängigen nichtregistrierten Prostituierten sehr hoch, so daß die Vergabe von Methadon an Süchtige auch eine Strategie der Aidsprävention sein kann.
Auch Menschen, die aus beruflichen Gründen mit Opiaten und/oder Opioiden in Berührung kommen, sind vor dem Mißbrauch dieser Arzneimittel nicht gefeit. Zu den ersten sogenannten Morphinisten zählten besonders Wissenschaftler und behandelnde Ärzte. Morphin wurde 1804 von einem jungen Apotheker namens Friedrich Sertürner isoliert. Er probierte es an sich selbst aus, wurde süchtig und erlag schließlich seiner eigenen Entdeckung.
Auch heute gibt es Ärztinnen und Ärzte, Krankenschwestern und -pfleger sowie Apotheker, die von Morphin und ähnlichen Substanzen abhängig sind

### *Nichtopioide Wirkstoffe*

Die nichtopioiden Substanzen hemmen die Entstehung von Schmerzstoffen nicht nur im verletzten Gewebe, sondern im gesamten Organismus. Deshalb können sie auch überall dort unerwünschte Wirkungen haben, wo sich Schmerzstoffe bilden:

- Sie können Beschwerden im Magen-Darm-Bereich, bis hin zu Blutungen oder Geschwüren, verursachen.
- Sie können die Nierenfunktion beeinträchtigen, bis hin zum akuten Nierenversagen.
- Das Blutbild kann sich verschlechtern.
- Bei Dauergebrauch sind Schwindel und Kopfschmerzen häufig auftretende Störungen im Bereich des Zentralnervensystems.

- Asthmatiker müssen mit der Auslösung eines Asthmaanfalls rechnen.
- Der Wirkstoff Paracetamol kann besonders bei Dauergebrauch die Leber schädigen.
- Schmerzmittel mit den Wirkstoffen Phenazon und Propyphenazon können zu Blutbildschäden, Schocks und Überempfindlichkeitsreaktionen führen und sollten deshalb nicht mehr angewendet werden.

Ein Mißbrauch nichtopioider Arzneimittel ist sehr selten, solange diese nur aus einem Wirkstoff bestehen. Das ändert sich allerdings schlagartig bei Präparaten, denen zusätzlich belebende Stoffe, wie zum Beispiel Koffein, beigemischt ist. Sogenannte Mischanalgetika enthalten neben verschiedenen nichtopioiden Schmerzmitteln meist einen Koffeinzusatz. Er soll angeblich die schmerzstillende Wirkung erhöhen, bewirkt aber auch eine angenehme Veränderung des Allgemeinbefindens und kann dadurch zum Mißbrauch verleiten.

Die Folgen eines Dauergebrauchs solcher Mischanalgetika sind:

- Schwerste Nierenschädigungen. Etwa zehn bis 15 Prozent aller rund 40.000 Dialysepatienten in der Bundesrepublik Deutschland haben vor Beginn ihres Nierenleidens häufig und über lange Zeit zu Mischanalgetika gegriffen. Als sogenannte Schwellendosis gelten täglich vier bis fünf Tabletten eines analgetischen Kombinationspräparats, über mehrere Jahre eingenommen. Besonders bedenklich für die Nieren sind Paracetamol-Kombinationen.
- Dauerkopfschmerz als »zentralnervöse« Nebenwirkung des Koffeinanteils bereits nach wenigen Wochen. Nach dem Absetzen der Schmerzmittel nach längerer Einnahmezeit entsteht der sogenannte Entzugskopfschmerz, der meist wiederum mit Schmerzmitteln behandelt wird. Daraus entwickelt sich ein Teufelskreis aus chronischen Kopfschmerzen und Schmerzmitteleinnahme – in diesen geraten besonders Menschen, die zu häufigen Kopfschmerzen oder Migräne neigen.

Vor allem der leicht anregende und euphorisierende Effekt des Koffeins verleitet dazu, immer wieder Mischanalgetika zu schlucken. Es ist also die »zentrale« Wirkung einer beigemischten Substanz, die einen Mißbrauch von »peripher« wirkenden Schmerzmitteln auslösen kann.

**Fazit**
Bei den vor allem im Zentralnervensystem wirkenden Opiaten und opioiden Substanzen ist die Entwicklung einer Abhängigkeit eng mit ihrer schmerzhemmenden Wirkung verbunden. Bei einer Opiattherapie kann die Suchtgefahr für die Patienten jedoch unter Kontrolle gehalten werden.
Nichtopioide Analgetika werden nicht wegen ihrer Eigenwirkung, sondern aufgrund der Kombination mit anregenden Stoffen wie Koffein mißbraucht. Ihr Mißbrauch kann bereits nach kurzer Zeit zu Dauerkopfschmerzen führen, später zu schwersten Nierenschäden.

## *Wann beginnt der Mißbrauch von Analgetika ?*

Wenn Schmerzen nicht häufiger als ein- bis dreimal monatlich und mit insgesamt höchstens vier bis zehn Tabletten bekämpft werden, besteht keine Mißbrauchsgefahr.

Werden die stark wirksamen Opioide zur Behandlung schwerer Schmerzzustände eingesetzt, wie beispielsweise bei Tumorerkrankungen, übersteigt der Nutzen dieser Behandlung – nämlich die vollständige Schmerzfreiheit – die möglichen Risiken. Die Gefahr einer möglichen Abhängigkeitsentwicklung darf bei vergleichbaren Krankheiten nicht als Argument gegen eine ausreichend hoch dosierte Therapie mit starken Schmerzmitteln dienen.

Nichtopioide Schmerzmittel sollten immer als sogenannte Monopräparate eingenommen werden. Diese enthalten jeweils nur einen Wirkstoff – entweder Acetylsalicylsäure (*Aspirin, ASS ratiopharm, Togal ASS* etc. ), Paracetamol (*Ben-u-ron, Paracetamol Stada, Paracetamol* von ct etc.) oder Ibuprofen in einer Einzeldosierung von 200 mg (*Dolormin, Aktren, Dismenol N, Ibu-vivimed* etc.).

Wenn die Einnahme von Mischanalgetika über lange Zeit bereits zu Dauerkopfschmerzen geführt hat, kann eine Entzugstherapie helfen. Sie sollten sich dann in jedem Fall ärztlich beraten lassen, möglichst von einem Schmerzspezialisten.

Wer zentral wirkende Analgetika mißbraucht, ist meist süchtig und schafft es nur selten, aus eigener Kraft von der Sucht loszukommen. Dann wird eine Entzugstherapie mit begleitender Psychotherapie nötig.

## Alternativen

Um Schmerzzustände wie Kopfschmerzen oder Migräne ohne Tabletten zu lindern, kann das Erlernen von Entspannungstechniken wie Autogenes Training oder Muskelentspannung nach Jacobsen hilfreich sein. Hilfreich ist aber auch das Einreiben der Schläfen mit Pfefferminzöl (z.B. *Enminz N).*

Mit Hilfe der Biofeedback-Technik können Kopfschmerz- oder Migränepatienten lernen, den Verlauf ihrer Schmerzen willentlich zu beeinflussen. Kopfschmerzen und Migräne entstehen häufig, wenn die Schläfenarterien nicht richtig durchblutet sind. Wenn man die eigene Schläfenmuskulatur auf eine bestimmte Weise anspannt, lassen sich die Arterien weiten und die Schmerzen lindern.

Es gibt Techniken, mit denen man lernen kann, Schmerzen besser zu bewältigen. Solche Techniken sind besonders hilfreich, wenn man an chronischen Schmerzen leidet, denen weder operativ noch medikamentös beizukommen ist. Schmerzbewältigungstraining wird meist von Psychotherapeuten angeboten. Das Ziel der Kurse ist, den Schmerz besser »annehmen« zu können, ihn nicht mehr als »inneren Feind« wahrzunehmen und dadurch Verkrampfungen zu lösen. Wenn das gelingt, ist es möglich, den Schmerz zu beherrschen, statt wie vorher von ihm beherrscht zu werden.

Bei Rückenschmerzen helfen vor allem die Kräftigung der Rückenmuskulatur durch ausreichende Bewegung, durch Krankengymnastik und Übungen der Rückenschule. Krankengymnastische Übungen verschreibt die Ärztin oder der Arzt nach einer gründlichen orthopädischen Untersuchung. Rückenschulkurse werden von vielen Krankenkassen im Rahmen ihres Präventionsprogramms angeboten.

## Arzneimittelliste: Opioide Schmerzmittel

Die Liste enthält opioide Schmerzmittel, die 1995 am häufigsten verschrieben wurden (Quelle: Arzneiverordnungsreport 1996, leicht modifiziert). Die Wirkstoffe mit Mißbrauchs- und Abhängigkeitspotential sind fett gedruckt. (Rp: rezeptpflichtig; Btm: Betäubungsmittelrezept erforderlich)

| Präparat | Rp?/Btm? | Wirkstoff(e) |
|---|---|---|
| **Monopräparate** | | |
| Alodan »Gerot« (Ö) | Btm | **Pethidin** |
| DHC Mundipharma | Rp | **Dihydrokodein** |
| Dolantin | Btm | **Pethidin** |
| Fortral (auch in Ö, in CH Fortalgesic) | Btm | **Pentacozin** |
| Heptadon 10 mg (Ö) | Btm | **Levomethadon** |
| L-Polamidon | Btm | **Levomethadon** |
| Methadon Streuli (CH) | Btm | **Levomethadon** |
| MST Mundipharma (in CH z. B. MST continus NOpitard, Sevredol) | Btm | **Morphin** |
| Pethidin Streuli (CH) | Btm | **Pethidin** |
| Temgesic (auch in Ö und CH) | Btm | **Buprenorphin** |
| Trama-Dorsch | Rp | **Tramadol** |
| Tramadol ratiopharm 50, 100 | Rp | **Tramadol** |
| Tramadolor (CH Tramadolor Mepha) | Rp | **Tramadol** |
| Tramadura | Rp | **Tramadol** |
| Tramagetic 50, 100 | Rp | **Tramadol** |
| Tramagit | Rp | **Tramadol** |
| Tramal (auch in Ö und CH) | Rp | **Tramadol** |
| Tramundin | Rp | **Tramadol** |
| Vendal retard (Ö) | Btm | **Morphin** |
| | | |
| **Kombinationspräparate:** | | |
| Azur comp Supp/Tabl | Rp | Paracetamol, **Kodein, Koffein** |
| Combaren | Rp | Diclofenac, **Kodein** |
| Contraneural forte | Rp | Paracetamol, **Kodein** |
| Dolomo TN (Ö Dolomo) | Rp | Acetylsalicylsäure, Paracetamol, **Kodein, Koffein** |
| Dolviran N | Rp | Acetylsalicylsäure, **Kodein** |
| Gelonida NA Saft | Rp | Paracetamol, **Kodein,** Natriumsalicylat |
| Gelonida NA Supp | Rp | Paracetamol, **Kodein,** Acetylsalicylsäure |

| | | |
|---|---|---|
| Gelonida Schmerztabletten | Rp | Paracetamol, **Kodein** |
| Lonarid (CH z. B. Treuphadol plus, Ca-Dafalgon) | Rp | Paracetamol, **Kodein** |
| Migräflux N | Rp | Paracetamol/Dimenhydrinat, Paracetamol, **Kodein** |
| Migräne Kranit N Tabletten | Rp | Propyphenazon, Paracetamol, **Kodein** |
| Nedolon P (CH z. B. Treuphadol plus, Ca-Dafalgon) | Rp | Paracetamol, **Kodein** |
| Paracetamol comp. Stada | Rp | Paracetamol, **Kodein** |
| Pilfor P | Rp | Paracetamol, **Kodein** |
| Praecimed N Tabl/Supp | Rp | Acetylsalicylsäure, Paracetamol, **Kodein** |
| Talvosilen (auch in Ö und CH) | Rp | Paracetamol, **Kodein** |
| Titretta S/T | Rp | Propyphenazon, **Kodein** |
| Treupel comp (CH z. B. Treuphadol plus, Ca-Dafalgon) | Rp | Paracetamol, **Kodein** |
| Valoron N (auch in CH) | Rp | **Tilidin**, Naloxon |

Damit Kodein schmerzstillend wirken kann, sollte die Einzeldosierung mindestens 30 mg Kodein enthalten. Viele Mittel enthalten Kodein aber nicht in dieser Dosierung; sie werden daher als »nicht sinnvolle« Schmerzmittel eingestuft. Zu ihnen gehören zum Beispiel:

- *Treupel comp.* Tabletten (9,6 mg Kodein in der Einzeldosierung)
- *Migraeflux* Tabletten (10 mg Kodein in der Einzeldosierung)
- *Migräne Kranit N* Tabletten (9,6 mg Kodein in der Einzeldosierung)
- *Praecimed N* Tabletten (9,6 mg Kodein in der Einzeldosierung)

Zu niedrig dosierte Einzelkomponenten verführen immer zum wiederholten Gebrauch des Präparats. Besonders bei Arzneimitteln mit Abhängigkeitspotential wird dadurch eher die Entstehung einer Sucht unterstützt als ein therapeutisch sinnvolles Ergebnis erzielt.

## Arzneimittelliste: Nichtopioide Schmerzmittel

Monopräparate mit den Inhaltsstoffen Paracetamol und Acetylsalicylsäure werden nicht oder ausgesprochen selten mißbräuchlich verwendet (siehe S. 105). Daher enthält die Liste nur die nicht-opioiden Schmerzmittel mit Koffeinzusatz, die wegen ihrer leicht anregenden Wirkung zum Mißbrauch verleiten können und die 1995 zu den umsatzstärksten Mitteln gehörten.

Nicht mehr erwähnt sind Mittel, die zwar 1995 noch angeboten, in der Zwischenzeit aber vom Markt genommen wurden (z. B. *Spalt N)*.

Alle Mittel sind *ohne Rezept* in der Apotheke zu kaufen.

| Präparat | Wirkstoffe |
|---|---|
| Adolorin (Ö) | Propyphenazon, Paracetamol, **Koffein** |
| Aspirin forte (CH z.B. Valdol) | Acetylsalicylsäure, **Koffein** |
| Coffetylin | Acetylsalicylsäure, **Koffein** |
| Copyrkal N | Propyphenazon, **Koffein** |
| Doppel-Spalt compact | Acetylsalicylsäure, **Koffein** |
| Eudorlin | Propyphenazon, Paracetamol,**Koffein** |
| Migränin | Phenazon, Citronensäure, **Koffein** |
| Neuralgin (CH z.B. Contra Schmerz, Fribagyl ohne Codein, Melabon N, Neo Cibalgin) | Acetylsalicylsäure, Paracetamol, **Koffein** |
| Neuranidal Schmerz | Acteylsalicylsäure, Paracetamol,**Koffein** |
| Octadon P | Paracetamol, **Koffein** |
| Optalidon N (auch in Ö) | Propyphenazon, **Koffein** |
| Prontopyrin plus | Paracetamol, **Koffein** |
| Saridon neu | Propyphenazon, Paracetamol, **Koffein** |
| Temagin Paracetamol plus | Paracetamol, **Koffein** |
| Thomapyrin (auch in Ö und CH) | Acetylsalicylsäure, Paracetamol, **Koffein** |
| Titralgan | Phenazon, Paracetamol, **Koffein** |
| Togal Kopfschmerzbrause | Acetylsalicylsäure, Ascorbinsäure, **Koffein** |
| Vivimed | Propyphenazon, Paracetamol, Vitamin B1, **Koffein** |

# Migränemittel

Wer unter Migräneanfällen leidet, klagt über immer wieder auftretende starke, meist halbseitige Kopfschmerzen. Die Häufigkeit der Anfälle wechselt ebenso wie ihre Stärke und Dauer. Oft geht Migräne mit Übelkeit, Erbrechen sowie Licht- und Lärmempfindlichkeit einher.

Ihre Ursachen sind nicht bekannt. Man vermutet, daß veränderte Stoffwechselreaktionen im Gehirn Schmerzstoffe freisetzen und Nervenendigungen überempfindlich machen.

Es gibt viele mögliche Auslöser für einen Migräneanfall: Lebensmittel wie Rotwein, Schokolade und bestimmte Käsesorten, Zitrusfrüchte und fettes Essen; Alkohol; körperliche Belastung, bei Frauen auch hormonelle Veränderungen (Menstruation, Verhütungsmittel, Schwangerschaft).

Psychologische Faktoren scheinen ebenfalls eine große Rolle zu spielen – so zum Beispiel die Art, wie jemand Streß und Belastungssituationen verarbeitet. Migräneanfälle sind oft die Antwort auf eine permanente Überbelastung. Sie treten paradoxerweise häufig in Entspannungsphasen, am Wochenende oder am Anfang eines Urlaubs, auf.

Eine medikamentöse Therapie der Migräne ist möglich. Dazu wird die Ärztin oder der Arzt einen Stufenplan vorschlagen, der je nach Stärke des Anfalls die Einnahme unterschiedlicher Schmerzmittel vorsieht. Wenn die Migräneattacken sich durch bestimmte Vorzeichen ankündigen, kann auch eine vorbeugende Einnahme Erfolg haben.

## Pharmakologische Wirkung

Vielfach helfen einfache nichtopioide Schmerzmittel. Wenn sie schon bei den ersten sicheren Anzeichen eines Migräneanfalls ausreichend hoch dosiert (Acetylsalicylsäure: 1,0 bis 1,5 g; Paracetamol: 1,0 g) eingenommen werden, läßt sich ein Anfall oft abwenden. – Zu den pharmakologischen Wirkungen von nichtopioiden Schmerzmitteln siehe S. 102. Kombinationsarzneimittel sind nicht sinnvoll, weil sie die einzelnen Schmerzwirkstoffe nicht in ausreichender Konzentration enthalten und durch den anregenden Koffeinzusatz zum Mißbrauch verleiten können.

Bei einem akuten Migräneanfall werden meist Präparate aus Mutterkornalkaloiden (Ergotamin und Dihydroergotamin) eingesetzt. Migräneschmerzen scheinen durch extreme Gefäßerweiterungen verursacht zu sein, die durch die Mutterkornalkaloide zumindest teilweise beeinflußt werden können (siehe Blutdrucksteigernde Mittel, S. 156). So mindert der Wirkstoff Ergotamin den Schmerz durch seinen gefäßverengenden Effekt im Zentralnervensystem. Dihydroergotamin wird schlechter aus dem Darm in den Blutkreislauf aufgenommen und wirkt daher langsamer und unsicherer.

Mutterkornalkaloide müssen genau dosiert eingenommen werden – falsch dosiert können sie selbst Kopfschmerzen auslösen. Deshalb ist es auch bei diesen Substanzen wichtig, nur Monopräparate zu nehmen.

## Nebenwirkungen

Zu den Nebenwirkungen der nichtopioiden Schmerzmittel siehe S. 104. – Wegen der Stärke der Migräneschmerzen wird häufig die Dosis zu sehr gesteigert – dies gilt wiederum vor allem für Kombinationsschmerzmittel.

Eine Daueranwendung oder überhöhte Dosierung von Mutterkornalkaloiden führt zu Dauerkopfschmerzen. Ergotamin darf deshalb nicht länger als vier Tage hintereinander eingenommen werden, danach ist eine Pause von vier Tagen nötig. Die maximale Dosis liegt bereits bei 10 bis 12 Milligramm Ergotamin pro Woche, das entspricht fünf bis sechs Tabletten oder Zäpfchen.

Bei zu häufiger Einnahme von Mutterkornalkaloiden besteht außerdem die Gefahr von schweren Durchblutungsstörungen, Muskelbeschwerden und Gefäßspasmen in Armen und Beinen.

Neben den erwähnten Wirkstoffen sind vielen der im Handel befindlichen »Migränemittel« noch andere Substanzen beigemischt, zum Beispiel Vitamine, krampflösende Mittel oder Kodein. Diese Zusätze sind im besten Fall therapeutisch sinnlos, im schlechteren Fall steigt durch sie das Nebenwirkungsrisiko.

**Fazit**

Die medikamentöse Therapie der Migräne ist unter ärztlicher Kontrolle und mit der nötigen Vorsicht möglich. Dazu werden nichtopioide Schmerzmittel oder Medikamente aus Mutterkornalkaloiden in bestimmten zeitlichen Intervallen eingenommen.

Die heftigen Schmerzen verleiten zur Überdosierung – zu hohe Dosen oder die Daueranwendung von Migränemitteln führen aber

zu Dauerkopfschmerzen und anderen gefährlichen Nebenwirkungen.
Geeignete Mittel sind Monopräparate nichtopioider Schmerzmittel wie Acetylsalicylsäure, Paracetamol oder Ibuprofen (siehe Arzneimittelliste). Wenn diese Mittel und auch andere Maßnahmen versagen, können ergotaminhaltige Monopräparate helfen.

## Alternativen

Wichtig ist, die möglichen Auslöser und die ersten Anzeichen eines drohenden Anfalls genau wahrnehmen zu lernen, damit man sie vermeiden bzw. frühzeitig reagieren kann. So läßt sich möglicherweise auch tieferen Ursachen auf die Spur kommen.

Manchen Betroffenen hilft der Verzicht auf anfallauslösende Lebensmittel und Alkohol sowie ein regelmäßiges Bewegungstraining zur Vorbeugung. Leichte Migräneanfälle können oft noch mit Ruhe, Abdunklung der Räume, Schlaf und Eisbeuteln auf Stirn oder Nacken behandelt werden.

Durch das Erlernen von Entspannungstechniken (Muskelrelaxation nach Jacobsen, Biofeedback, Autogenes Training) lassen sich Anfallsstärke und -häufigkeit beeinflussen.

Eine schmerzbezogene Psychotherapie kann helfen, den Ursachen des Migräneleidens auf den Grund zu gehen.

## Arzneimittelliste: Migränemittel

Die Liste enthält die 1995 meistverordneten Migränemittel. Unnötige Wirkstoffe, die zu Mißbrauch und Abhängigkeit führen können, sind fett gedruckt. Alle aufgeführten Präparate sind rezeptpflichtig. (Quelle: Arzneiverordnungsreport 1996, leicht modifiziert).

| Präparat | | Wirkstoff(e) |
|---|---|---|
| **Monopräparate** | | |
| Clavigrenin | Rp | Dihydroergotaminmesilat |
| ergo sanol spezial N | Rp | Ergotamintartrat |
| Imigran (auch in CH) | Rp | Sumatriptan |
| **Kombinationspräparate** | | |
| Avamigran | Rp | Ergotamin, Propyphenazon |
| Cafergot N (CH z. B. Migrexa) | Rp | Ergotamin, **Koffein** |

| | | |
|---|---|---|
| Ergo-Kranit | Rp | Ergotamin, Propyphenazon, Paracetamol |
| Ergo Lonarid PD | Rp | Dihydroergotamin, Paracetamol |
| Migräflux N | Rp | Paracetamol/Dimenhydrinat, Paracetamol, **Kodein** |
| Migräne Kranit N Tab | Rp | Propyphenazon, Paracetamol, **Kodein** |
| Migrätan N | Rp | Ergotamin, Propyphenzon, **Koffein** |
| Migrätan S | Rp | Ergotamin, Propyphenazon |
| Migril (Ö) | Rp | Ergotamin, Cyclizin, **Koffein** |
| Optalidon special NOC | Rp | Dihydroergotamin, Paracetamol |
| Tonopan Zäpfchen (Ö) | Rp | Dihydroergotamin, Propyphenazon, **Koffein** |

# **Hustenblocker** (Antitussiva)

Husten ist neben Schnupfen, Gliederschmerzen und Heiserkeit eine der unangenehmen Begleiterscheinungen von Erkältungskrankheiten. Arzneimittel mit hustenblockierender Wirkung sollen den Hustenreiz bei trockenem Reizhusten stillen.

Während einer Erkältung ist der Husten nur in den ersten zwei bis drei Tagen wirklich trocken. Diese Phase des Reizhustens ist oft sehr anstrengend: Der Husten ist schmerzhaft, der Hustenreiz kaum stillbar, und nachts stehlen heftige Hustenanfälle die Ruhe.

In den folgenden Tagen sammelt sich Sekret in den Bronchien an, und der trockene Reizhusten wird zum verschleimten Husten. Dieser ist nützlich: Er säubert die Bronchien von Krankheitserregern.

Eine Hustenblockade während dieser Phase kann zu einer bakteriellen Infektion führen, wenn sich das Sekret im Bronchialtrakt staut. Nicht selten verlängern hustenblockierende Substanzen deshalb die Erkältung: Die anfängliche Infektion durch Schnupfenviren, die den Körper normalerweise nicht länger als sieben Tage belastet, wandelt sich in eine langwierige bakterielle Infektion, die bei Befall des Lungenraums auch leicht chronisch werden kann. Die Anwendung von hustenreizstillenden Substanzen ist demnach – wenn überhaupt – nur in den ersten Tagen einer Erkältung sinnvoll.

Reizhusten kann auch als Nebenwirkung von Arzneimitteln auftreten, zum Beispiel von blutdrucksenkenden ACE-Hemmern. Trockene Atemluft, vor allem in der Heizperiode, Staub, Chemikalien und Abgase in der Luft können die Lunge zusätzlich reizen.

## Pharmakologische Wirkung

Die hustenblockierenden Wirkstoffe hemmen das Hustenzentrum im Zentralnervensystem oder belegen die Hustenrezeptoren in den Bronchien. Der Hustenreflex verringert sich, die Hustenstöße werden weniger und schwächer.

Die meistverwendeten Hustenblocker ähneln in ihrer chemischen Struktur dem Morphin. Die Wirkungen und Nebenwirkungen von strukturell ähnlichen Arzneimitteln sind vergleichbar und unterscheiden sich oft nur in ihrer Stärke. So gilt für die Hustenblocker wie für alle anderen Opiat-Abkömmlinge (siehe S. 101): Bei einer langdauernden Therapie muß mit zentralnervösen Nebenwirkungen, bei einer Daueranwendung mit Gewöhnung und Abhängigkeitsentwicklung gerechnet werden. In therapeutischen Dosen wirken die hustenreizstillenden Verbindungen jedoch weder euphorisierend noch suchterregend.

Opioide Substanzen mit hustenblockierender Wirkung sind: Kodein, Dihydrokodein, Dextromethorphan sowie Clobutinol und Isoaminil.

Andere Hustenblocker wie die Substanzen Pentoxyverin, Butamirat, Oxeladin und Pipazetat besitzen nach den bisherigen Kenntnissen keine euphorisierende bzw. suchterregende Komponente. Diese Wirkstoffe sind in ihrer hustendämpfenden Wirkung allerdings auch weniger gut erforscht – wahrscheinlich aus diesem Grund werden sie seltener eingesetzt.

## Nebenwirkungen

Kodein und Dihydrokodein werden häufig auch als Schmerzmittel eingesetzt (siehe S. 100). Damit sie schmerzstillend wirken, müssen sie höher dosiert werden, als es zur Hustenblockade nötig ist. Trotzdem treffen alle Arzneistoffeigenschaften, wie sie für kodeinhaltige Schmerzmittel beschrieben wurden, auch für die als Hustenblocker im Handel befindlichen Präparate zu, wenn diese regelmäßig und/oder in höherer Dosierung eingenommen werden.

Kodeinhaltige Arzneimittel sind rezeptpflichtig. Sie sind in den letzten Jahren immer häufiger verordnet worden – allerdings nicht als Hustenmittel, sondern zur Substitutionsbehandlung bei Heroin- bzw. Opiatabhängigen (siehe S. 103). Der Mißbrauch von zentralwirksamen Hustenblockern führt zu Verwirrtheitszuständen, Wahrnehmungsänderungen und Gedächtnisstörungen.

**Fazit**
Die meisten Hustenblocker enthalten Kodein oder verwandte Substanzen. Ihre Anwendung ist nur bei trockenem Reizhusten und nur für kurze Zeit sinnvoll. Gewöhnung und Abhängigkeitsgefahr steigen mit der Anwendungsdauer, der eingenommenen Dosis und der Einnahmehäufigkeit.

## Alternativen

Am sinnvollsten läßt sich ein Reizhusten behandeln, indem man versucht, die möglichen Ursachen eines Hustenreizes auszuschalten:

- Hören Sie auf zu rauchen, bzw. halten Sie sich nicht länger als nötig in verrauchten Räumen auf.
- Trockene Heizungsluft läßt sich durch nasse Tücher oder offene Wasserschalen auf den Heizkörpern befeuchten. Im Handel sind außerdem Luftbefeuchter, die während der Heizperiode sehr sinnvoll sind. Sie sollten jedoch Filter enthalten, die ein mögliches »Verschleudern« von Pilzen oder Bakterien, die sich in den Wasserbehältern der Luftbefeuchter bilden können, zuverlässig verhindern.
- Wenn hohe Luftschadstoff-Konzentrationen die Atemwege belasten, kann eine Luftveränderung den Reizhusten lindern. Besonders feuchte und salzhaltige Meeresluft läßt die Bronchien aufatmen.

## Arzneimittelliste: Hustenblocker

Die Liste enthält die hustenblockierenden Mittel, die 1995 am häufigsten verschrieben und angewendet wurden. Die Wirkstoffe mit Mißbrauchs- bzw. Abhängigkeitspotential sind fett gedruckt. Das Abhängigkeitspotential der Substanz Dextromethorphan ist fraglich (siehe S. 72) (Quelle: Arzneiverordnungsreport 1996, leicht modifiziert).

| Präparat | Rp?/Btm? | Wirkstoff(e) |
|---|---|---|
| **Monopräparate** | | |
| Bronchicum Mono Codein | Rp | **Kodein** |
| Codein Knoll (CH) | Rp | **Kodein** |
| Codeini phosphas (CH) | Rp | **Kodein** |
| Codeinum phosphoricum Compretten | Rp | **Kodein** |
| Codeinum phosphoricum Berlin | Rp | **Kodein** |
| Codicaps mono | Rp | |
| Codicompren | Rp | **Kodein** |
| Codipront mono/retard (auch in CH) | Rp | **Kodein** |
| Neo Tussan | Rp | **Dextromethorphan** (?) |
| Optipect Codein forte | Rp | **Kodein** |

| | | |
|---|---|---|
| Paracodin/retard | Rp | **Dihydrokodein** |
| Remedacen | Rp | **Dihydrokodein** |
| Silomat | – | Clobutinol |
| Tryasol | Rp | **Kodein** |
| Tussamed | – | Clobutinol |
| Tussipect Codein | Rp | **Kodein** |
| Tussoretard SN | Rp | **Kodein** |

**Kombinationspräparate**

| | | |
|---|---|---|
| Benadryl N mit Codein (auch in Ö) | Rp | Diphenhydramin, **Kodein** |
| Benylin + Codein (CH) | Rp | Diphenhydramin, **Kodein** |
| Bronchicum Codein N | Rp | **Kodein**, Menthol |
| Codicaps | Rp | **Kodein**, Chlorphenamin |
| Codipront (auch in Ö und CH) | Rp | **Kodein**, Phenyltoloxamin |
| Makatussin forte Tropfen | Rp | **Dihydrokodein**, Sonnenhutkrautextrakt |
| Rhinotussal Kapseln (auch in CH) | – | **Dextromethorphan** (?), **Phenylephrin**, Carbinoxamin |
| Rhinotussal Saft | – | **Dextromethorphan** (?), **Norephedrin**, Carbinoxamin |

# Grippemittel

Grippemittel werden überwiegend in der Selbstmedikation eingesetzt, um Husten, Heiserkeit, Schnupfen und Gliederschmerzen zu behandeln. Für Arzneimittel gegen Erkältungskrankheiten wird – genauso wie für Schmerzmittel – besonders kräftig die Werbetrommel gerührt. Die meisten Erkältungspräparate sind Kombinationsarzneimittel aus nicht opioiden Schmerzmitteln, sekretionsmindernden und anregenden Stoffen. Sie sollen alle Erkältungssymptome auf einmal bessern. Dieses Schrotflintenprinzip nützt jedoch nur selten, im Gegenteil: »Grippemittel« können den Krankheitsverlauf verschlimmern bzw. verlängern.

## Pharmakologische Wirkung und Nebenwirkungen

### *Nichtopioide Wirkstoffe*

Siehe Paracetamol, Acetylsalicylsäure, Propyphenazon, Phenazon, Salicylamid, Ethenzamid, S. 102:

Monopräparate (wie *Aspirin, ASS ratiopharm, Ben-u-ron* oder *Paracetamol* von ct etc.) einzunehmen, kann auch bei Erkältungskrankheiten sinnvoll sein. Sie wirken fiebersenkend und lindern Kopf- und Gliederschmerzen. Die für diese Substanzen typischen Nebenwirkungen (siehe S. 104) treten dabei selten auf.

Kombinationspräparate mit Koffein können problematisch werden (siehe S. 105), vor allem, weil der schmerzmindernde Wirkstoff in den kombinierten »Grippemitteln« meist hoffnungslos unterdosiert ist. Es müssen mindestens zwei Tabletten eingenommen werden, damit sie überhaupt wirken – dadurch steigt die Gewöhnungsgefahr.

### *Anregende Wirkstoffe*

Koffein und amphetaminähnliche Stoffe wie Phenylpropanolamin und Ephedrin (siehe S. 144) werden wegen ihrer anregenden, aber auch wegen ihrer sekretionsmindernden Eigenschaften in Grippemitteln verwendet. Durch den anregenden Effekt fühlen sich Grippekranke häufig besser, unternehmenslustiger und wacher. Der menschliche Organismus gewöhnt sich jedoch rasch an die Zufuhr anregender

Stoffe, so daß sie mit der Zeit ihre Wirkung verlieren – was bleibt, ist die »positive Bindung« an die Tablette.

Alle Substanzen wirken gefäßverengend, so daß die Nasenschleimhäute abschwellen und weniger Sekret produzieren. Auch der Speichelfluß wird verringert. Die Bronchien dagegen weiten sich (siehe S. 146), das Atmen wird erleichtert.

Phenylpropanolamin hat daneben appetithemmende Eigenschaften (siehe S. 149) und läßt den Blutdruck für mindestens fünf Stunden ansteigen. Das kann für Patienten mit bereits bestehendem Bluthochdruck gefährlich werden, besonders, wenn sie zusätzlich koffeinhaltige Präparate oder Getränke zu sich nehmen.

### *Sekretionshemmende und antiallergisch wirkende Stoffe*

Sympathomimetika wie Oxedrin und Phenylephrin sowie Antihistaminika wie Diphenylpyralin, Chlorphenamin, Brompheniramin, Piprinhydrinat führen zur Verdickung bereits vorhandenen Sekrets und schädigen dadurch die Schleimhäute. Schleimhäute produzieren Flüssigkeit, um sich zu schützen, deshalb sollten sie nicht daran gehindert werden. Zu dickflüssiges Sekret kann nicht mehr durch Husten aus den Bronchien entfernt werden und stellt ideale Nährbedingungen für Bakterien dar. Eine Sekundärinfektion durch Bakterien verlängert den Krankheitsverlauf erheblich. Meist werden dann noch mehr Arzneimittel eingenommen, und die Toleranzgefahr steigt.

Antihistaminika haben gar keine therapeutische Wirkung bei Erkältungskrankheiten – sie machen sich nur durch Nebenwirkungen bemerkbar: Sie schränken das Reaktionsvermögen ein und machen müde. Nach der Einnahme von Präparaten mit Antihistaminika, besonders Brompheniramin, sollte man also weder Auto fahren noch Maschinen bedienen.

### *Schlafmittel und Hustenblocker*

Bei Grippemitteln handelt es sich häufig um bedenkliche Mischungen aus relativ stark wirksamen Schlaf- und Beruhigungsmitteln wie Doxylamin, Diphenhydramin und andere Antihistaminika (siehe S. 182) mit Alkohol: So enthält zum Beispiel der vielbeworbene Arzneistoffcocktail *Wick Medinait* 18 Vol. % Alkohol.

Schlafmittel haben in der Therapie einer Erkältungskrankheit generell nichts zu suchen. Meist bringen sie keinen – wie die Werbung gern behauptet – erholsamen, sondern einen dumpfen Schlaf. Morgens fühlt man sich müde und abgespannt. Von »Heilung über Nacht« kann keine Rede sein. Mit der Anwendungsdauer und der Höhe der Dosierung steigt auch hier die Mißbrauchsgefahr.

Viele Grippemitteln enthalten auch Hustenblocker wie Dextromethorphan oder Oxeladin (siehe S. 115). Wenn das Abhusten durch solche Hustenblocker behindert wird, kann es leicht zu einem Sekretstau kommen und in der Folge zu Entzündungen. Daher sind solche Kombinationen nicht zu empfehlen. Überdies verstärken sich bei Dextromethorphan in Kombination mit Alkohol zentral wirkende Eigenschaften, die einen Mißbrauch fördern könnten.

**Fazit**
Auf die Anwendung sogenannter Grippemittel kann getrost verzichtet werden. Ihre Zusammensetzung ist therapeutisch nicht sinnvoll. Ihre Nebenwirkungen sind nicht unerheblich, und sie können eine Erkältung sogar noch verlängern bzw. verschlimmern.

## Alternativen

Eine Erkältung dauert meistens eine Woche – ob mit oder ohne Arzneimittel. Die einzelnen Symptome können sehr unterschiedlich sein und lassen sich – so erforderlich – am wirkungsvollsten gezielt behandeln:

Gegen Kopfschmerzen, Gliederschmerzen und Fieber helfen ausreichend hoch dosierte Monopräparate wie *Ben-u-ron, Paracetamol ratiopharm, Treupel P, Enelfa* etc. oder *Aspirin, ASS ratiopharm* etc.

Gegen eine verstopfte Nase können im Notfall – wenn sie den Nachtschlaf stört – abschwellende Nasentropfen helfen. Aber Vorsicht: Die Schleimhaut kann sich auf die Zufuhr des Wirkstoffs einstellen (siehe S. 125). Besser ist es, Wasserdampf, z.B. versetzt mit Eukalyptus- oder Pfefferminzöl, zu inhalieren oder eine einprozentige Kochsalzlösung einzuträufeln. Diese kann man selber herstellen oder in der Apotheke kaufen.

Gegen Husten und Heiserkeit hilft es, die Schleimhäute feucht zu halten. Viel Trinken hilft besonders viel: Das gebildete Sekret kann sich verflüssigen und leichter abgehustet werden. Die Raumluft sollte warm und möglichst feucht sein. Zuckerfreie Bonbons lindern den quälenden Hustenreiz.

Generell ist es gut, den Körper während einer Erkältung zu »wässern«: Mindestens drei Liter Flüssigkeit sollten täglich getrunken werden (Tee oder Wasser). Sinnvoll sind auch heiße Bäder mit ätherischen Ölzusätzen und eine anschließende Schwitzkur. Dabei sollte der Körper aber Hitze abgeben können, man sollte sich daher nicht »luftdicht« in eine Decke wickeln, sondern locker zudecken. Bei erhöhter Temperatur (bis 38,5 °C) sind auch Waden- oder Brustwickel angenehm. Dazu taucht man Tücher in auf 18 °C temperiertes Wasser und umwickelt Waden oder Brust. Die Wickel müssen alle 15 bis 20 Minuten gewechselt werden, da sie nach dieser Zeit wieder die Körpertemperatur angenommen haben.

### Arzneimittelliste: Grippemittel

Die Liste enthält Grippemittel, die 1995 häufig verkauft wurden und die Wirkstoffe mit möglichem Mißbrauchs- oder Abhängigkeitspotential enthalten. Diese Wirkstoffe sind fett gedruckt. Das Abhängigkeitspotential der Substanz Dextromethorphan ist fraglich (siehe S. 72).

| Präparat | Rp?/Btm? | Wirkstoffe |
|---|---|---|
| Bisolvon Gribletten | Rp | Acetylsalicylsäure, Bromhexin, **Kodein** |
| Contac Erkältungstrunk forte | – | Paracetamol, **Phenylephrin**, **Dextromethorphan** (?) |
| Doregrippin | – | Paracetamol, **Phenylephrin** |
| Grippe- und Erkältungsdragees | – | Salicylamid, **Diphenhydramin**, Oxeladin |
| Grippilan C | – | Oxedrin, **Diphenhydramin**, Chinin HCl, Propyphenazon, Ascorbinsäure |
| Grippocaps sine | – | Ethenzamid, Paracetamol, Ascorbinsäure, **Diphenylpyralin** |
| Grippocaps ASS | – | Acetylsalicylsäure, Ascorbinsäure, **Diphenylpyralin** |
| Grippocaps C | – | Paracetamol, **Chlorphenamin**, Ascorbinsäure, **Koffein** |
| Grippostad C | – | Paracetamol, **Koffein**, Ascorbinsäure, **Chlorphenamin** |
| Husten- und Fiebertabletten ratiopharm | – | **Dextromethorphan** (?), Paracetamol |

| | | |
|---|---|---|
| Ilvico N | – | **Brompheniramin**, Calcium-ascorbat, **Koffein**, Paracetamol |
| Kolton grippale N | – | **Piprinhydrinat**, Paracetamol, Ethenazmid |
| Mandro gripp | – | Paracetamol, **Ephedrin**, **Dextromethorphan** (?) |
| Perdiphen | – | **Ephedrin**, Paracetamol, **Diphenylpyralin** |
| Tempil N | Rp | Acetylsalicylsäure, **Metamfepramon**, **Diphenylpyralin** |
| Wick Daymed (auch in Ö) | – | **Dextromethorphan** (?), Paracetamol, **Phenylpropanolamin** |
| Wick MediNait (auch in Ö; CH Vicks Medinait) | – | **Dextromethorphan** (?), Paracetamol, **Ephedrin**, **Doxylamin**, **Ethanol** |

# Schnupfenmittel (Rhinologika)

Schnupfen gehört zu den unangenehmsten und häufigsten Symptomen einer Erkältung. Die Nasenschleimhaut kann aber auch aufgrund allergischer Reaktionen anschwellen. Der allergische Schnupfen, oder auch Heuschnupfen, und der Erkältungsschnupfen haben zwar völlig verschiedene Ursachen, ihre Symptome sind jedoch gleich: Die Nase ist dick, gerötet und »läuft«. Schmecken, Riechen und Atmen sind erschwert.

Beim allergischen Schnupfen werden Antihistaminika in Form von Nasen- und Augentropfen eingesetzt. Sie blockieren den Neurotransmitter Histamin, der bei allergischen Reaktionen vermehrt ins Blut und ins Gewebe abgegeben wird (siehe S. 182).

Nur bei regelmäßiger Anwendung schwillt die Nasenschleimhaut ab, und die Augen jucken und tränen weniger stark. Solche prophylaktisch wirksamen Mittel gegen allergischen Schnupfen sind nicht schleimhautschädigend.

Ganz anders die Mittel gegen den durch einen Virus verursachten Erkältungsschnupfen. Sie enthalten andere abschwellende Inhaltsstoffe – zur lokalen Anwendung in Form von Nasenspray oder -gel oder als Tabletten zum Einnehmen. Ihre Daueranwendung ist riskant.

## Pharmakologische Wirkung

Die Wirkstoffe der Nasentropfen gegen Erkältungsschnupfen – vor allem Sympathomimetika (siehe S. 157) – verengen die Gefäße der Nasenschleimhaut. Sie kurieren lediglich die Symptome einer Erkrankung, nicht deren Ursachen.

»Schnupfenpillen« sind häufig Kombinationen aus abschwellenden Substanzen (Sympathomimetika) und antiallergischen Substanzen (Antihistaminika). Ihr therapeutischer Nutzen ist zweifelhaft, und eine Daueranwendung dieser Mittel bei Heuschnupfen kann die Schleimhaut schädigen.

Nasentropfen zur lokalen Anwendung enthalten die Wirkstoffe Ephedrin, Indanazolin, Naphazolin, Oxymetazolin, Tetryzolin, Tramazolin und Xylometazolin.

Schnupfenmittel zum Einnehmen enthalten u.a. Phenylephrin und Etilefrin als Sympathomimetika. Daneben finden sich Phenylpropanolamin und Pseudoephedrin mit Amphetamincharakter als anregende Mittel, die die müdemachende Wirkung der Antihistaminika (z. B. Doxylamin) aufheben sollen (siehe S. 182).

## Nebenwirkungen

### *Nasentropfen*

Abschwellende Nasentropfen sollten allenfalls nachts zur Erleichterung angewandt werden, und dann möglichst abwechselnd in nur ein Nasenloch. Wer sie höchstens einmal am Tag und nicht länger als eine Woche nimmt, vermeidet problematische Nebenwirkungen:

Auf die medikamentöse Gefäßverengung reagiert der Körper meist nach sechs bis acht Stunden mit einer stärkeren Durchblutung der Nasenschleimhaut – das führt zu einer oft noch stärkeren Schwellung. Wird dann wieder zu den Tropfen gegriffen, beginnt der Prozeß von neuem. Ein Dauergebrauch führt bereits nach kurzer Zeit zu einer Mangeldurchblutung der Schleimhaut und Drosselung der Schleimbildung (feststellbar an einer trockenen Nasenschleimhaut und Borkenbildung), im schlimmsten Fall zu einer chronischen Nasenschleimhautentzündung (medikamentös verursachter »Schnupfen«) mit Gefäßschäden an der Schleimhaut.

Außerdem gewöhnt sich der Organismus schnell an die abschwellenden Wirkstoffe, besonders an Ephedrin (siehe S. 144). Ephedrinhaltige Nasentropfen (*Cedrapin N, Pharhin* u. a.) verlieren bereits nach kurzer Zeit ihre gefäßverengende Wirkung. Neben starken Nasenschleimhautschäden kann es auch zu Nebenwirkungen wie Herzrasen, Unruhe, Schlaflosigkeit und Steigerung des Blutdrucks kommen.

Besondere Vorsicht ist bei Säuglingen und Kleinkindern bis zu zwei Jahren geboten – sie sollten möglichst gar nicht mit abschwellenden Nasentropfen behandelt werden. Selbst in geringer Dosierung können die Wirkstoffe bei ihnen Unruhe, Schlaflosigkeit und sogar Krampfanfälle auslösen.

### *Schnupfenmittel zum Einnehmen*

Durch die Einnahme von Schnupfenmitteln als Tabletten oder Saft wird der gesamte Organismus belastet. Bei den lokalen Schnupfenmitteln zeigen sich organische Nebenwirkungen erst bei einer Daueranwendung, Mittel zum Einnehmen können schon nach kurzer Zeit Nebenwirkungen wie Herzrasen, Unruhe, Schlaflosigkeit und erhöhten Blutdruck hervorrufen.

Da es fast ausschließlich Kombinationspräparate sind, ist die Liste ihrer möglichen Nebenwirkungen je nach Zusammensetzung entsprechend lang.

**Fazit**
Abschwellende Nasentropfen sollten nur kurzfristig und in schweren Fällen zur Atmungserleichterung während der Nachtruhe genommen werden. Empfehlenswert sind allenfalls Monopräparate. Eine Daueranwendung kann zur irreversiblen Schädigung der Nasenschleimhaut und zu Nebenwirkungen am Herzen und im Zentralnervensystem führen.
Auf Schnupfenmittel in Tablettenform sollte ganz verzichtet werden; ihr therapeutischer Nutzen ist gering, ihre Nebenwirkungen sind jedoch beträchtlich.

## Alternativen

Ein Schnupfen heilt meist nach sieben Tagen von allein aus (mit Medikamenten nach einer Woche, sagt der Volksmund). Zur Atemerleichterung kann man versuchen, die Nase durch einprozentige Kochsalzlösung zu befreien. Die Lösung läßt sich in die Nasenlöcher träufeln oder als Spülung anwenden. Das befeuchtet die Nasenschleimhaut, regt zusätzlich die Sekretion an und unterstützt die Schleimhaut dabei, die Krankheitserreger wieder loszuwerden. Inhalationen mit ätherischen Ölen (Tropfen, Salben, Tees) wirken unterstützend. Bei Kindern genügt meist schon die Befeuchtung der Atemluft durch warmen Wasserdampf (siehe auch Grippemittel, S. 119).

## Arzneimittelliste: Schnupfenmittel

Die Liste enthält häufig gebrauchte lokale Schnupfenmittel mit Wirkstoffen, die auf Dauer einen medikamentösen Schnupfen erzeugen können, oder Mittel zum Einnehmen mit Wirkstoffen, die auch mißbräuchlich angewendet werden. Die entsprechenden Wirkstoffe sind fett gedruckt. Das Abhängigkeitspotential der Substanz Dextromethorphan ist fraglich (siehe S. 72) (Quelle: Arzneiverordnungsreport 1996, ergänzt).

| Präparat | Rp?/Btm? | Wirkstoffe |
|---|---|---|
| **Monopräparate (lokal)** | | |
| Ellatun N | – | **Tramazolin** |
| Imidin N (in Ö z. B. Coldan) | – | **Naphazolin** |
| Nasan | – | **Xylometazolin** |
| Nasenspray ratiopharm | – | **Xylometazolin** |
| Nasentropfen ratiopharm | – | **Xylometazolin** |
| Nasengel ratiopharm | – | **Xylometazolin** |
| Nasengel AL | – | **Xylometazolin** |
| Nasivin (auch in CH) | – | **Oxymetazolin** |
| Olynth (auch in CH) | – | **Xylometazolin** |
| Otriven (auch in Ö; CH Otrivin) | – | **Xylometazolin** |
| Rhinex | – | **Xylometazolin** |
| Rhinospray | – | **Tramazolin** |
| Schnupfen Endrine | – | **Xylometazolin** |
| **Kombinationspräparate (lokal)** | | |
| Cedrapin | – | **Ephedrin**, äth. Öle, Chlorobutanol, Tocopherol |
| Dexa Siozwo N | Rp | Dexamethason, **Naphazolin**, Pfefferminzöl |
| Dexa-Rhinospray | Rp | **Tramazolin**, Dexamethason |
| Diabenyl-Rhinex | – | Diphenhydramin, **Naphazolin** |
| Pharhin/mild | – | **Ephedrin**, Campher, Menthol, Cineol |
| Rinofluimucil | Rp | Acetylcystein, **Tuaminoheptansulfat**, **Naphazolin**, Pfefferminzöl |
| Solupen D | Rp | Dexamethason, Oxedrin, **Naphazolin** |
| Stipo | – | **Ephedrin**, Benzocain, **Naphazolin,** homöopath. Zubereitung |
| Vaubrorhin | – | **Ephedrin**, Campher, Cineol, Chlorobutanol, Mengyltat |
| Vibrocil (auch in Ö und CH) | – | Dimetinden, **Phenylephrin** |
| Wick Sinex (auch in Ö; in CH Vicks Sinex) | | **Oxymetazolin**, Menthol, Campher (in D auch Cineol) |

**Monopräparate (zum Einnehmen)**

| | | |
|---|---|---|
| Arbid N | – | **Diphenylpyralin** |

**Kombinationspräparate (zum Einnehmen)**

| | | |
|---|---|---|
| Balkis | – | **Etilefrin**, Chlorphenamin |
| Contac 700 (auch in Ö, in CH Contac Schnupfen) | – | Chlorphenamin, **Phenylpropanolamin** |
| Contac H | – | Chlorphenamin, **Phenylpropanolamin, Dextromethorphan** (?) |
| Rhinocaps | – | Carbinoxamin, **Phenylephrin** |
| Rhinopront Kps/Saft | – | Carbinoxamin, **Phenylephrin** |
| Rhinotussal Saft | – | **Dextromethorphan** (?), **Phenylephrin**, Carbinoxamin |

## **Schlafmittel** (Hypnotika)

Der Schlaf ist die wichtigste Energiequelle des Organismus – nachts erholt und regeneriert sich der Körper, und auch die geistigen Batterien laden sich wieder auf. Während des Schlafs werden Wachstumshormone aktiv, sie gleichen Abnutzungserscheinungen aus und »reparieren« kleine Defekte. Die Psyche verarbeitet die Eindrücke des Tages träumend – Körper und Seele brauchen also den Schlaf, um gesund zu bleiben.

Wieviel Schlaf nötig ist, ist individuell verschieden – viele Menschen erholen sich mit sieben bis acht Stunden Schlaf, manche brauchen mehr, manche weniger. Das Schlafbedürfnis schwankt in den verschiedenen Lebensphasen und nimmt mit dem Alter meist ab.

Der Schlaf ist störanfällig – jeder Mensch kennt Phasen, in denen er schlecht schläft und sich tagsüber entsprechend müde und gereizt fühlt. Schlafstörungen können viele Gründe haben: Überforderung, Aufregung und Angst, seelische und berufliche Belastung, Schwierigkeiten in der Familie, der Verlust einer geliebten Person. Aber auch bestimmte Krankheiten und Medikamente können den Schlaf stören.

Wegen Einschlaf- und Durchschlafschwierigkeiten über längere Zeit lassen sich viele Betroffene schließlich ärztlich behandeln. Ärztinnen und Ärzte verschreiben noch immer viel zu häufig Schlafmittel, obwohl sich Schlafstörungen medikamentös kaum sinnvoll behandeln lassen – wenn überhaupt, sollten Arzneimittel nur kurzfristig genommen werden.

Alle schlaferzeugenden Mittel verändern den normalen Verlauf des Schlafs. Der künstliche Medikamentenschlaf ist viel weniger erholsam, weil er nicht dem natürlichen Rhythmus aus Tiefschlaf und Traumphasen folgt. Das kann auf Dauer zu organischen und psychischen Erkrankungen führen – der Körper regeneriert sich vorwiegend in den Tiefschlafphasen, die Psyche in den Traumphasen des gesunden Schlafs.

Schlafmittel über längere Zeit einzunehmen ist schon aus diesem Grund gefährlich. Eine Daueranwendung führt darüber hinaus zu Gewöhnung und Dosissteigerungen. Der künstliche Schlaf hat oft auch eine »betäubende« Funktion – wenn er dazu dient, sich aus der Realität zu flüchten. In solchen Fällen kann sich leicht eine psychische Abhängigkeit entwickeln.

## Pharmakologische Wirkung

Zur Therapie von Schlafstörungen werden sehr verschiedene Wirkstoffe eingesetzt. Neben pflanzlichen Stoffen wie Baldrian, Melisse, Hopfen und Lavendel wirken auch viele synthetische Verbindungen beruhigend und schlaffördernd.

Freiverkäufliche Schlafmittel enthalten entweder Pflanzenzubereitungen oder Antihistaminika (siehe S. 182) oder Kombinationen aus beiden Wirkstoffgruppen.

Alle synthetischen müdemachenden Medikamente verschlechtern die Reaktionsfähigkeit erheblich, deshalb sollte nach einer Einnahme weder Auto gefahren noch an Maschinen gearbeitet werden.

### *Benzodiazepine*

Die meistverordneten Schlafmittel enthalten Wirkstoffe aus der Gruppe der Benzodiazepine. Alle Präparate dieser Wirkstoffgruppe sind verschreibungspflichtig. Als Schlafmittel eignen sich vor allem die sogenannten mittellang wirksamen Benzodiazepine. Ihre Wirkstoffe beeinflussen den Stoffwechsel während eines Zeitraums von fünf bis zu zwölf Stunden. Benzodiazepine, die länger wirken, werden zur Behandlung von Angstzuständen, Panikattacken und anderen psychischen Erkrankungen eingesetzt (siehe S. 137). Kurz wirksame Präparate helfen beim Einschlafen, führen aber oft zum Aufwachen während der Nacht und zu Alpträumen.

Benzodiazepine wirken über spezifische Bindungsstellen im Zentralnervensystem. Sie setzen einen chemischen Prozeß in Gang, der die Erregbarkeit der Zellen mindert. Dadurch verringert sich die Zahl der Nervenimpulse in bestimmten Gehirnarealen, und ein künstlicher Schlaf stellt sich ein.

Als Schlafmittel sind vor allem die folgenden Benzodiazepin-Wirkstoffe im Handel: Brotizolam, Flunitrazepam, Flurazepam, Loprazolam, Lormetazepam, Nitrazepam, Temazepam und Triazolam.

### *Zyklopyrrolone und Imidazopyridine*

Diese neuen Verbindungen unterscheiden sich in ihrer chemischen Struktur von den Benzodiazepinen, wirken jedoch über ähnliche chemische Prozesse. Ihre Wirkungen und Nebenwirkungen ähneln denen der Benzodiazepine. Die im Handel befindlichen Substanzen sind Zopiclon und Zolpidem.

### *Barbiturate*

Jahrzehntelang waren barbiturathaltige Medikamente die gängigen Schlafmittel. Ihre Gefährlichkeit wurde erst lange nach ihrer Einführung erkannt: Sie machen sehr schnell abhängig, und die Vergiftungsgefahr ist hoch. Eine Überdosis kann tödlich sein. Mittlerweile werden sie nur noch als Narkosemittel und zur Behandlung der Epilepsie verwendet.

Auch Barbitursäurederivate wirken im zentralen Nervensystem dämpfend, allerdings durch einen anderen Mechanismus als die Benzodiazepine.

Heute noch im Handel ist der Wirkstoff Phenobarbital (z. B. in *Luminal* oder *Phenaemal),* auch bromureid- und methaqualonhaltige Mittel. Früher vermarktete Substanzen sind zum Beispiel Vinylbarbital, Aprobarbital, Secbarbital, Pentobarbital und Cyclobarbital.

## Nebenwirkungen

Auf Dauer führen die zentral wirksamen Schlafmittel aus der Gruppe der Benzodiazepine und Barbiturate zu Toleranz und psychischer wie physischer Abhängigkeit. Viele Stoffe bewirken auch am Morgen nach der Einnahme noch eine gewisse Müdigkeit und Antriebsschwäche, den sogenannten Hang-over-Effekt.

Die dauerhafte Einnahme stark wirksamer Schlafmittel zeigt sich oft an auffälligen Verhaltensänderungen: Die Betroffenen verlieren Interesse und Initiative, sie denken langsamer, stumpfen emotional ab und leiden unter Antriebsstörungen.

Bei älteren Menschen können Benzodiazepine und Barbiturate sogenannte paradoxe Erregungszustände auslösen, statt Müdigkeit also Euphorie und Unruhe.

### *Barbiturate*

Die regelmäßige Einnahme von Barbituraten führt schon nach einer Woche zur Gewöhnung sowie zu starken Dosissteigerungen. Barbiturate sind akut toxisch; in hohen Dosen wirken sie narkotisierend und lähmend auf das Atemzentrum. Weil eine Überdosis tödlich ist, waren sie nicht selten Mittel zum Suizid.

Barbiturate verändern den normalen Ablauf der Schlafphasen sehr stark. Weil die Traumphasen reduziert werden, kann es beim Absetzen der Barbiturate zu »Überschußreaktionen« mit verlängerten Traumphasen und Alpträumen kommen.

Auch am Tag nach der Einnahme von Barbituraten muß mit Müdigkeit, Gleichgewichtsstörungen und Gedächtnisstörungen gerechnet werden (Hang-over-Effekt). Barbiturate werden nur sehr langsam aus dem Körper ausgeschieden, deshalb reichern sich die Wirkstoffe bei häufiger Einnahme im Organismus an, was einer chronischen Vergiftung gleichkommt.

Manche Menschen reagieren bei einer langfristigen Einnahme »paradox«: Statt ruhig und müde zu werden, kommen sie in eine euphorische Stimmung. Dieser Effekt steigert die Gefahr einer Barbituratsucht.

### *Benzodiazepine*

Benzodiazepine (siehe auch S. 48) bergen je nach Einnahmehäufigkeit und Dosierung ähnliche Gefahren wie die Barbiturate. Sie sind aber nicht so giftig, und eine Überdosis von Benzodiazepinen führt nicht zum Tod. Nur zusammen mit anderen Beruhigungsmitteln (z. B. mit Alkohol) kann es bei Überdosierungen zu Todesfällen kommen.

Viele Menschen nehmen jahrelang die gleiche Menge benzodiazepinhaltiger Schlaf- oder Beruhigungsmittel ein und würden es weit von sich weisen, als abhängig zu gelten.

Erst beim Versuch, das Medikament wieder abzusetzen, machen sich Entzugserscheinungen bemerkbar: Solche Absetz- oder Entzugserscheinungen können schon nach zwei bis vier Wochen auftreten. Sie ähneln den Beschwerden, die ursprünglich mit dem Medikament behandelt werden sollten, also vor allem Schlaflosigkeit (die sog. »Rebound-Insomnia«), aber auch Angst und Unruhe, Herzrasen und Schwitzen. In diesen Fällen spricht man von einer »low-dose-dependency«, einer Abhängigkeit, die sich bei Langzeitbehandlung mit geringen, aber therapeutisch wirksamen Dosen einstellt (siehe S. 77). Schwere Entzugssymptome wie Krampfanfälle, Verwirrtheitszustände und Muskelzittern sind bei einer »low-dose-dependency« selten. Bei vielen Menschen treten solche Entzugserscheinungen erstmals z. B. im Urlaub oder im Krankenhaus auf, weil die Tabletten vergessen oder abgesetzt wurden. Die Entzugssymptome kommen für die Betroffenen und deren Angehörigen oft völlig unerwartet. Wer daran gewöhnt ist, abends Schlafmittel zu nehmen, sollte bei einer Krankenhauseinweisung unbedingt darauf hinweisen.

Eine bestehende psychische Abhängigkeit zeigt sich, wenn Patienten darauf bestehen, die Schlafmittel weiter einzunehmen, obwohl die Wirkung von Benzodiazepinen als Schlafmittel auf Dauer zweifelhaft ist.

Besondere Vorsicht ist bei der kurz wirksamen Substanz Triazolam geboten, die vor allem zur Behandlung von Einschlafstörungen eingesetzt wird. Bei diesem Benzodiazepinderivat treten Entzugssymptome oft schon nach sehr kurzer Zeit auf: Bereits am Tag nach der ersten Einnahme reagieren manche Menschen mit Unruhe und Angst, auch mit einem Gedächtnisverlust für die Zeit vor dem Zubettgehen.

Triazolam gelangt sehr schnell ins Zentralnervensystem und kann kurz nach der Einnahme euphorische Zustände auslösen. Deshalb ist die Mißbrauchsgefahr bei dieser Substanz besonders groß.

Die Einnahme von Benzodiazepinen führt auf die Dauer zu Verstimmungszuständen, Vergeßlichkeit und Leistungsminderung, auch zu körperlichen Beschwerden wie Muskelschwäche und Reflexverlust. Dadurch kommt es besonders bei älteren Menschen häufig zu Stürzen (siehe S. 28). Diese Hang-over-Effekte sind vor allem mit den Wirkstoffen Flurazepam (z. B. in *Dalmadorm),* Nitrazepam (z. B. in *Mogadan)* und Flunitrazepam (z. B. in *Rohypnol)* bekannt. Deutlich geringer sind diese Effekte mit den Wirkstoffen Temazepam (z. B. in *Remestan)* und Lormetazepam (z. B. in *Noctamid).* Daher sind diese Schlafmittel insbesondere für Menschen im höheren Lebensalter eher geeignet.

Unter den Schlafmitteln werden für das Mittel *Rohypnol* die meisten Sucht- und Mißbrauchsfälle gemeldet. Hierfür gibt es eine Reihe von Gründen, die die Besonderheit des *Rohypnol*-Wirkstoffs Flunitrazepam in Tablettenform erklären könnten: Der Wirkstoff ist schnell spürbar (»Kick«), er hat eine rasch abklingende Wirkung, was eine erneute Einnahme fördert, und die Tabletten lassen sich auflösen, so daß der Wirkstoff auch injiziert werden kann.

Benzodiazepine können zu paradoxen Reaktionen wie Unruhe, Aggressionen, Schlafstörungen oder auch depressiven Verstimmungen führen. Diese Wirkungen werden paradox genannt, weil sie den erwarteten Wirkungen entgegengesetzt sind. Solche paradoxen Reaktionen treten besonders häufig bei älteren und hirnorganisch vorgeschädigten Patienten auf.

Bei der Neuentwicklung der Wirkstoffe Zykolopyrrolon und Imidazopyridin (*Zolpidem* und *Zopiclon*) hoffte man auf weniger Nebenwirkungen. Da die Substanzen jedoch auf ganz ähnliche Weise wirken wie die Benzodiazepine, ist auch mit ähnlichen Nebenwirkungen zu rechnen.

**Fazit**

Bereits in niedriger therapeutisch wirksamer Dosierung kann die Einnahme von Schlafmitteln zu Gewöhnung und Abhängigkeit führen. Barbiturathaltige Schlafmittel verlieren bereits nach einer Woche ihre Wirkung, bei Benzodiazepinen tritt meist nach etwa zwei bis vier Wochen eine Gewöhnung ein.

Schlafstörungen können nicht medikamentös »geheilt« werden, nach dem Absetzen der Mittel sind sie meist sogar stärker als vor Beginn der Einnahme. Schlafmittel sollten daher allenfalls als vorübergehende Entlastung genommen werden, und auch dann nur über höchstens vier Wochen. Bei der Verordnung sollte die »4 K«-Regel berücksichtigt werden: Klare Indikation, Kleine Dosis, Kurze Anwendung, Kein abruptes Absetzen.

- Meiden Sie stark wirksame Schlafmittel, und besonders Kombinationspräparate.
- Achten Sie darauf, keine unterschiedlichen Wirkstoffe nebeneinander einzunehmen, insbesondere keinen Alkohol oder alkoholische Tropfen anzuwenden oder zu trinken, weil Alkohol die Wirkung von Schlafmitteln verstärkt.
- Bei chronischen Atemwegserkrankungen, Asthma oder Schlafapnoen dürfen keine Schlafmittel eingenommen werden.

## Alternativen

Als Beruhigungsmittel zum Einschlafen können pflanzliche Präparate helfen, die Baldrianextrakte, Hopfen, Lavendel oder Melisse enthalten. Sie wirken am besten als Tee. In Tabletten oder Kapseln sind den pflanzlichen Wirkstoffen oft noch synthetische beigemischt.

Pflanzliche Arzneimittel mit beruhigender und schlafanstoßender Wirkung, die nicht zur Abhängigkeit führen, sind z. B. *Baldrian Dispert, Euvegal-Dragees N, Euvegal-Dragees forte, Kytta Sedativum F, Luvased, Nervendragees-ratiopharm, Valdispert* u. a.

Die auf Dauer einzig wirksame Behandlung von Schlafstörungen ist, ihren Ursachen auf den Grund zu gehen. Schlechter Schlaf ist manchmal durch äußere Störfaktoren bedingt, oft aber das Symptom für seelische oder körperliche Belastungen und Krankheiten. Äußere Faktoren, die eine entspannte Nachtruhe verhindern, können meist leicht verändert werden: durch das Ausschalten von Lärmquellen, die gute Lüftung des Schlafzimmers, ein stabiles Bett mit körperunterstützender Matratze.

Bei Einschlafschwierigkeiten helfen oft schon die folgenden »Einschlafregeln«:

- Meiden Sie aufregende Gespräche, Filme und Bücher kurz vor dem Zubettgehen.
- Trinken Sie nach 16 Uhr keine koffeinhaltigen Getränke bzw. nehmen Sie keine anregenden Medikamente ein (siehe koffeinhaltige Schmerzmittel, S. 110).
- Lassen Sie den Tag »ausklingen«. Eine gute Einstimmung auf die Bettruhe sind bestimmte Gewohnheiten wie ein kurzer Spaziergang, das Genießen ruhiger und entspannender Musik oder das Zubereiten eines beruhigenden Tees oder warmer Milch vor dem Schlafengehen. Solche »Rituale« können Seele und Geist auf den Schlaf vorbereiten.
- Warme Bäder entspannen und machen wohlig müde.
- Entspannungstechniken wie Autogenes Training und Yoga helfen in Streßsituationen.

Wenn die Ursachen für die innere Unruhe und die Schlaflosigkeit tiefer liegen und der seelische Druck durch den Schlafmangel weiter ansteigt, kann es sinnvoll sein, eine Psychotherapie zu beginnen. Eine medikamentöse Behandlung kann immer nur vorübergehend die Symptome psychischer Belastungen dämpfen und beruhigen.

## Arzneimittelliste: Schlafmittel

Die Liste enthält die 1995 meistverordneten Schlafmittel, die zur Abhängigkeit führen können (Quelle: Arzneiverordnungsreport 1996). Alle Mittel sind rezeptpflichtig.

| Präparat | Wirkstoffe |
|---|---|
| *Benzodiazepine* | |
| **Mit kurzer Wirkdauer** | |
| Halcion (auch in Ö und CH) | Triazolam |
| Lendormin (auch in CH, in Ö Lendorm) | Brotizolam |
| | |
| **Mit mittlerer Wirkdauer** | |
| Ergocalm | Lormetazepam |
| Loretam | Lormetazepam |
| Noctamid (auch in Ö und CH) | Lormetazepam |
| Norkotral Tema (in CH Normison) | Temazepam |

| | |
|---|---|
| Planum (auch in CH) | Temazepam |
| Remestan (auch in Ö und CH) | Temazepam |

**Mit langer Wirkdauer**

| | |
|---|---|
| Dalmadorm (auch in CH) | Flurazepam |
| Eatan N | Nitrazepam |
| Flunitrazepam neuraxpharm | Flunitrazepam |
| Flunitrazepam ratiopharm | Flunitrazepam |
| Imeson (auch in CH) | Nitrazepam |
| Mogadan (auch in CH; in Ö Mogadon) | Nitrazepam |
| Novanox | Nitrazepam |
| Somnubene (Ö) | Flunitrazepam |
| Staurodorm Neu (auch in Ö, ohne »Neu«) | Loprazolam |
| Radedorm | Nitrazepam |
| Rohypnol (auch in Ö und CH) | Flunitrazepam |

*Zyklopyrrolone und Imidazopyridine (noch unklares Abhängigkeitspotential)*

| | |
|---|---|
| Bikalm | Zolpidem |
| Stilnox (auch in Ö und CH) | Zolpidem |
| Ximovan (in CH Imovane) | Zopiclon |

## **Beruhigungsmittel** (Tranquillantien)

Beruhigungsmittel gehören zur Arzneimittelgruppe der Psychopharmaka, ebenso wie Antidepressiva (psychisch aufhellende Mittel gegen Depressionen), Neuroleptika (dämpfende Mittel gegen psychische Erkrankungen wie Psychosen, Schizophrenie) und Stimulantien.

*Beruhigungsmittel* werden, wie ihr Name schon sagt, zur Milderung akuter und chronischer Angst-, Spannungs- und Erregungszustände eingesetzt. Fast alle üblicherweise verordneten Tranquillantien enthalten als Wirkstoffe Benzodiazepinderivate, deshalb werden sie auch gegen Durchschlafstörungen verschrieben (siehe S. 129).

*Antidepressiva* helfen, die Symptome depressiver Erkrankungen zu mildern. Daneben werden sie gegen Schlafstörungen, Angstsyndrome, Unruhezustände und chronische Schmerzen eingesetzt. Manche Mittel sind zur Behandlung leichter Entzugserscheinungen bei Alkohol-, Medikamenten- und Drogenabhängigkeit zugelassen.

Alle Antidepressiva sind stark wirksame Arzneimittel mit zum Teil schweren Nebenwirkungen, die in den Stoffwechsel des Gehirns eingreifen. Sie machen die Symptome einer depressiven Erkrankung erträglicher – sie können sie aber weder »heilen« noch verkürzen. Deshalb sollten sie nicht ohne begleitende psychotherapeutische Behandlung genommen werden.

Das Anwendungsgebiet der Neuroleptika sind akute oder chronische Psychosen und Neurosen. Sie dämpfen Erregungs- und Verwirrtheitszustände, ausgeprägte Angstzustände oder Phobien.

Auch Neuroleptika sind nicht in der Lage, psychotische und neurotische Erkrankungen zu heilen. Sie können lediglich den Verlauf einer Psychose oder Neurose verändern.

Psychopharmaka sind aber – richtig angewendet – unverzichtbare Arzneimittel bei der Behandlung psychischer Erkrankungen. Dies gilt vor allem für die Antidepressiva und die Neuroleptika (siehe S. 176). Sie können von stationären Behandlungen in geschlossenen »Anstalten« befreien und haben daher einen wichtigen Stellenwert für eine patientengerechte Versorgung.

Viele Psychopharmaka, an erster Stelle die Tranquilizer, werden aber außerhalb ihrer Indikationen, ihrer empfohlenen Dosierungen und Dauer verordnet – sie werden »mißbräuchlich« verschrieben und führen auf Dauer zur Abhängigkeit.

Neuroleptika und Antidepressiva führen dagegen kaum zu Gewöhnung oder Abhängigkeit und werden selten mißbraucht. Daher werden sie gesondert beschrieben (siehe S. 176).

## Pharmakologische Wirkung

Benzodiazepine hemmen die Erregbarkeit zentraler Nervenbahnen. Sie dürfen nicht langfristig (länger als zwei bis vier Wochen) bei »Bagatellindikationen« wie Streß, Belastungen, psychovegetativen Störungen usw. angewendet werden, weil sie abhängig machen können (siehe auch S. 77). Insgesamt – so wird geschätzt – sind etwa 1,2 Millionen Menschen, vor allem ältere Menschen und Frauen, von solchen Benzodiazepin-Mitteln abhängig.

Benzodiazepintranquilizer haben pharmakologisch verschiedene Effekte und Indikationsgebiete:

- Sie wirken angstlösend, dämpfend und schlafördernd – deshalb werden sie bei akuten Angstzuständen, Unruhe, Gereiztheit, Übererregbarkeit und Schlafstörungen eingesetzt.
- Bei akuten depressiven Schüben werden sie in den ersten Tagen oft mit antidepressiven Mitteln kombiniert, weil die klassischen Antidepressiva im Gegensatz zu den Benzodiazepinen erst nach 8 bis 14 Tagen ihre Wirkung entfalten (siehe S. 176).
- Sie wirken entspannend auch auf die Muskeln, weshalb sie sich zur Behandlung von schmerzhaften, länger anhaltenden Muskelverspannungen eignen (siehe S. 142).
- Sie können Krämpfe lösen. Dieser Effekt wird besonders bei Diazepam und Clonazepam zur Behandlung bestimmter epileptischer Anfälle genutzt.

Als beruhigende Stoffe mit langer Wirkdauer (20 bis 60 Stunden) werden angewendet: Chlordiazepoxid, Clobazam, Diazepam, Dikaliumclorazepat, Ketazolam, Medazepam, Metaclazepam, Nordazepam und Prazepam.

Substanzen mit mittlerer bis kurzer Wirkdauer (3 bis 24 Stunden) sind: Alprazolam, Bromazepam, Clotiazepam, Lorazepam und Oxazepam.

Tranquilizer mit dem Wirkstoff Lorazepam (z. B. in *Tavor)* werden neben den Mitteln mit Diazepam (z. B. in *Valium)* am häufigsten in Mißbrauchsstatistiken genannt. Dies mag an der hohen Wirksamkeit der Wirkstoffe liegen, wobei *Tavor* etwa fünfmal stärker als *Valium* ist (10 mg Diazepam und 2 mg Lorazepam sind in etwa gleich wirksam).

## Nebenwirkungen

Benzodiazepine machen müde, schwächen die Konzentration und Aufmerksamkeit und verlangsamen die Reaktionen. Sie schränken die Fahrtüchtigkeit gefährlich ein, besonders im Zusammenhang mit Alkohol.

Wer über lange Zeit benzodiazepinhaltige Mittel nimmt, muß mit Verstimmungszuständen, Vergeßlichkeit und Leistungsabfall, muskulärer Schwäche und Appetitlosigkeit rechnen. Hohe Benzodiazepindosen können paradoxe Reaktionen auslösen (siehe S. 133).

Bei einer Anwendung über drei Monate entwickelt sich in den meisten Fällen eine Abhängigkeit. Ein Absetzversuch führt besonders bei Substanzen mit kurzer Wirkdauer zu ausgeprägten Entzugssyndromen, die bereits nach zwei bis vier Wochen kontinuierlicher Einnahme auftreten. Daher dürfen diese Mittel nach längerer Einnahmezeit nie abrupt abgesetzt werden.

Nebenwirkungen treten bei älteren Menschen etwa viermal häufiger auf als bei jüngeren. Die meisten Benzodiazepinrezepte werden jedoch Patientinnen und Patienten über 60 Jahre ausgestellt (siehe S. 28).

**Fazit**

Benzodiazepine sind gut verträglich und akut kaum giftig, ihre langfristige Anwendung birgt jedoch immer die Gefahr einer Arzneimittelabhängigkeit.

Besonders gefährdet sind Menschen mit:

- Suchterfahrung (Alkohol, illegale Drogen, Medikamente)
- chronischen Schlafstörungen (siehe S. 129)
- chronischen und besonders schmerzhaften körperlichen Erkrankungen
- Persönlichkeitsstörungen

## Alternativen

Eine wirksame Behandlung von depressiven Verstimmungen ist – wie bei allen anderen psychiatrischen Krankheitsbildern – ohne eine Psychotherapie nicht möglich. Medikamente können immer nur Symptome dämpfen, sie wirken nicht an den Ursachen der Erkrankung. Indem sie ihre Symptome dämpfen, machen sie jedoch oft erst den Weg zu einer psychotherapeutischen Behandlung frei.

Bei leichten Angst-, Erregungs- und Verstimmungszuständen können auch pflanzliche Mittel beruhigen, wie Kava-Kava-haltige Monopräparate (zum Beispiel *Kavaform N, Kavosporal forte, Neuronika).* Diese Medikamente sind frei verkäuflich, haben in der Regel keine Nebenwirkungen und machen nicht abhängig.

Als pflanzliche Beruhigungs- und Schlafmittel eignen sich auch Baldrianpräparate oder Baldrian/Hopfen-Kombinationen.

»Natürliche« Arzneimittel enthalten nicht selten auch synthetische Wirkstoffe mit zum Teil suchterzeugender Wirkung oder ein wildes Sammelsurium pflanzlicher Extrakte. Solche Präparate sollte man besser meiden.

## Arzneimittelliste: Tranquillantien

Die Liste enthält die 1995 am häufigsten verschriebenen Tranquilizer. Alle Mittel sind rezeptpflichtig (Quelle: Arzneiverordnungsreport 1996).

| Präparat | Wirkstoffe |
|---|---|
| **Monopräparate** | |
| Adumbran (auch in Ö) | Oxazepam |
| Auxiolit (in CH und Ö) | Oxazepam |
| Bromazanil | Bromazepam |
| Bromazep von ct | Bromazepam |
| Demetrin/Mono Demetrin (auch in Ö und CH) | Prazepam |
| Diazepam Desitin Rectiole | Diazepam |
| Diazepam ratiopharm | Diazepam |
| durazanil | Bromazepam |
| Faustan | Diazepam |
| Frisium (in CH Urbanyl) | Clobazam |
| Gewacalm (Ö) | Diazepam |
| Gityl | Bromazepam |
| Lexotanil (auch in Ö und CH) | Bromazepam |
| Librium | Chlordiazepoxid |
| Nobrium (auch in CH) | Medazepam |
| Noctazepam | Oxazepam |
| Normoc | Bromazepam |

| | |
|---|---|
| oxa von ct | Oxazepam |
| Oxazepam ratiopharm | Oxazepam |
| Praxiten (auch in Ö) | Oxazepam |
| Psychopax (Ö) | Diazepam |
| Radepur | Chlordiazepoxid |
| Rudotel | Medazepam |
| Seresta (CH) | Oxazepam |
| Seresta Expidet (CH) | Oxazepam |
| Sigacalm | Oxazepam |
| Tafil (in CH, z. B. Xanax) | Alprazolam |
| Tavor (in CH, z. B. Lorasifar und Sedazin) | Lorazepam |
| Temesta (Ö und CH) | Lorazepam |
| Temesta Expidet | Lorazepam |
| Tranquase | Diazepam |
| Tranxilium | Dikaliumclorazepat |
| Tranxilium N | Nordazepam |
| Uskan (CH) | Oxazepam |
| Valium (auch in Ö und CH) | Diazepam |
| Xanor (Ö) | Alprazolam |

## Muskelrelaxantien

Benzodiazepinderivate wirken auch muskelentkrampfend (siehe S. 138). Zur Behandlung von schmerzhaften und langandauernden Muskelverspannungen ist Diazepam der geeignete Wirkstoff (in *Valium, Diazepam ratiopharm, Diazep von ct).* Es werden auch andere Benzodiazepinderivate speziell als Muskelrelaxantien angeboten (z. B. Tetrazepam), die keineswegs spezifischer wirken. Sie werden jedoch ausschließlich als Muskelrelaxantien vermarktet, was Ärztinnen und Ärzte vielfach den Benzodiazepin-Charakter und das vorhandene Abhängigkeitspotential nicht erkennen läßt.

Zu den pharmakologischen Eigenschaften und Nebenwirkungen siehe S. 139. – Eine Daueranwendung von Benzodiazepinen führt auch bei der Behandlung von Muskelverspannungen zu Gewöhnung und einer »low-dose«-Abhängigkeit.

Ein Sonderfall ist das Präparat *Akatinol Memantine:* Es wird bei Parkinsonpatienten als muskelentkrampfendes Mittel und bei dementen Patientinnen und Patienten zur Steigerung der geistigen Beweglichkeit eingesetzt. Die Substanz Memantin wirkt zentralerregend und kann manchmal euphorische Zustände, aber auch Psychosen auslösen.

### Alternativen

Muskelkrämpfe können häufig ohne Arzneimitteleinsatz mit einfachen Hausmitteln behandelt werden. Sie können verursacht sein durch:

- erhöhten Salzverlust bei schweren Durchfällen, Vergiftungen etc.
- körperliche Überbelastung, zum Beispiel durch Leistungssport oder schwere körperliche Arbeit
- Schwangerschaft
- Medikamente wie Diuretika, Neuroleptika etc.

Der körpereigene Salzhaushalt läßt sich durch Zuführen der fehlenden Salze – meist Kochsalz und/oder Magnesium – wieder in die Balance bringen. Bei akuten Krämpfen lindern Massage, Eisbeutel oder Wärmflasche und Einreibungen die Schmerzen.

Erst wenn alle alternativen Maßnahmen scheitern, macht es Sinn, muskelentspannende Arzneimittel einzunehmen. Eine medikamentöse Therapie sollte jedoch immer von physikalischen Maßnahmen wie Krankengymnastik begleitet sein.

## Arzneimittelliste: Muskelrelaxantien

Die Liste enthält Muskelrelaxantien mit Abhängigkeitspotential, die 1995 am häufigsten verschrieben wurden (Quelle: Arzneiverordnungsreport 1996). Alle Mittel sind rezeptpflichtig.

| Präparat | Wirkstoffe |
|---|---|
| Mobifortin | Tetrazepam |
| Musaril | Tetrazepam |
| Tethexal | Tetrazepam |
| Tetra Saar | Tetrazepam |
| Tetramdura | Tetrazepam |
| Tetrazepam ratiopharm | Tetrazepam |

# Psychostimulantien

Psychostimulantien wirken zentralerregend und steigern die psychische Aktivität. Sie können Müdigkeit und Erschöpfungsgefühle verdrängen und gleichzeitig die Konzentration und Leistungsfähigkeit steigern.

Es gibt viele Bezeichnungen für die zentralanregenden Wirkstoffe: Stimulantien, Psychotonika, Psychoanaleptika, Psychoenergetika oder auch »Weckamine« (nach ihrer Wirkung als Weckmittel und ihrer chemischen Substanzklasse der Amine).

Die Wirkstoffe der Psychostimulantien sind ephedrin- oder amphetaminähnliche Substanzen. Daneben zählt auch noch das Koffein zu den Psychoanaleptika mit geringerer Wirkung.

Zu den derzeit verwendeten Wirkstoffen gehören: Koffein, Amphetaminil, Deanol, Famprofazon, Fenetyllin, Methylphenidat, Pemolin und Prolintan.

Psychostimulantien werden von Ärztinnen und Ärzten nur noch selten verschrieben, weil sie schwere Nebenwirkungen haben (siehe S. 146). Zudem sind auch ihre Hauptwirkungen fragwürdig: Möglicherweise ist zum Beispiel die gesteigerte Konzentrationsfähigkeit nur eine Scheinwahrnehmung. In komplexen Lern- und Testsituationen konnte sie jedenfalls nicht nachgewiesen werden. Zwar nehmen die Einfälle zu, die Qualität der geistigen Leistungen unter Amphetamineinnahme ist aber nicht besonders hoch. Auch die stimulierenden Effekte verlieren sich schnell, das Schlafbedürfnis verschiebt sich lediglich.

Weckamine werden noch zur Behandlung der Narkolepsie eingesetzt, einer relativ seltenen Erkrankung, bei der die Betroffenen von kurzen, anfallsartigen Schlafphasen überfallen werden. In den letzten Jahren werden sie zunehmend auch sogenannten hyperaktiven Kindern verschrieben, um ihre Konzentrationsfähigkeit zu verbessern – eine Indikation, die ausschließlich spezialisierten Ärztinnen und Ärzten vorbehalten sein sollte.

Daneben sind Amphetamine besonders bei Jugendlichen gefährlich beliebt, oft in Kombination mit stark koffeinhaltigen Getränken als »Partydroge« (siehe S. 43).

## Pharmakologische Wirkung

Amphetamine und ephedrinähnliche Substanzen wirken im menschlichen Organismus antriebsteigernd und anregend. Als »Nebenwirkung« hemmen sie auch das Hungerzentrum, was bei der Entwicklung der Appetithemmer eine Rolle spielte (siehe S. 149).

Ihre chemische Struktur leitet sich von einer sogenannten Muttersubstanz, dem Phenylaethylamin, ab. Deshalb wirken sie alle auf die gleiche Weise. Auch die körpereigenen Substanzen Adrenalin und Noradrenalin sind wie das Phenylaethylamin strukturiert.

Noradrenalin überträgt als Botenstoff des vegetativen Nervensystems bestimmte Nachrichten von den Nerven auf die Organe. Er spielt eine wichtige Rolle, wenn der Körper über das Nervensystem in eine erhöhte Leistungsbereitschaft versetzt wird – zum Beispiel in Streßsituationen, in Gefahr oder einer Prüfungssituation. Die »Symptome« dieser Aktivierung sind erhöhte Aufmerksamkeit, Herzklopfen, Schweißhände und schneller Atem.

Amphetamine und Ephedrine bewirken, daß im Zentralnervensystem mehr Noradrenalin freigesetzt wird, daneben auch andere sogenannte Neurotransmitter wie Dopamin und Serotonin. Außerdem verlängern sie deren Wirkung.

Das hat folgende Effekte:

- erhöhte Leistungs- und Konzentrationsfähigkeit
- allgemeines Wohlgefühl und euphorische Stimmung
- geringeres Schlafbedürfnis, erhöhte Wachheit
- unterdrücktes Hungergefühl
- erhöhter Blutdruck, eingeschränkte Verdauungstätigkeit als wichtigste organische Wirkungen

Läßt die Wirkung der Psychostimulantien nach, reagiert der Körper mit Verstimmung, Abgespanntheit und Müdigkeit. Diese Nachwirkungen führen dann leicht zu dem Wunsch, noch einmal zum »Weckamin« zu greifen. Geschieht dies oft, kommt es schließlich zu einer Entleerung der Noradrenalinspeicher im Nervensystem – die Wirkung geht verloren. Wird die Dosis deshalb gesteigert, stellt sich allmählich Abhängigkeit ein.

Die stimulierende Wirkung scheint auch von der psychischen Ausgangssituation abhängig zu sein: Ist man müde, wirken Weckamine anregend und leistungssteigernd, und die Müdigkeit verschwindet.

Fühlt man sich frisch und wach, so ist die Wirkung eher euphorisierend und aktivierend.

Koffein wirkt ebenfalls im zentralen Nervensystem, aber über einen anderen Mechanismus: Es verdrängt den aktivitätshemmenden Botenstoff Adenosin und wirkt dadurch erregend.

## Nebenwirkungen

Alle Substanzen haben zentrale und periphere Nebenwirkungen. An erster Stelle steht die Abhängigkeitsentwicklung bei dauerndem Gebrauch. Eine Gewöhnung tritt je nach Wirkstoff relativ schnell ein (zwischen ein und vier Wochen). Eine Daueranwendung kann außerdem zu Konzentrationsstörungen, Persönlichkeitsveränderung, paranoiden Zuständen, Delirien und Halluzinationen führen.

Nicht selten verschlechtert sich die Schlafqualität. Psychostimulantien belasten das Herz-Kreislaufsystem erheblich: Schon in therapeutischen Mengen (5 mg Amphetamin) steigern sie die Herzfrequenz, es kann zu lebensbedrohlichen Blutdruckkrisen mit Hirnblutungen und Krampfanfällen kommen. Patientinnen und Patienten mit bereits erhöhtem Blutdruck riskieren einen Schlaganfall, wenn sie Stimulantien nehmen.

Amphetaminabhängige steigern die tägliche Dosis nicht selten bis zum 500fachen der Normdosis von 5 mg.

Fenetyllin untersteht zusammen mit Methylphenidat inzwischen dem Betäubungsmittelgesetz. Beide Substanzen waren zuvor auf einfaches Rezept zu beziehen und wurden in größerem Maße mißbraucht.

Methylphenidat kann auf Dauer zu gefährlichen Organstörungen führen, zum Beispiel zu Lungenhochdruck als Folge der erhöhten Herzleistung. Bei Kindern, die Methylphenidat zur Therapie des hyperkinetischen Syndroms erhalten, kann möglicherweise das Längenwachstum beeinflußt werden, die Forschungsergebnisse sind aber nicht einheitlich.

Eine Abhängigkeit von Psychostimulantien läßt sich an folgenden Anzeichen erkennen:

- extreme Pupillenerweiterung
- fahle Gesichtsfarbe, Mundtrockenheit, Bewegungsunruhe, Gewichtsabnahme
- häufige Stimmungsschwankungen: Wirkt das Arzneimittel, sind die Betroffenen euphorisch, nimmt die Wirkung ab, verfallen sie in

einen Zustand tiefer Depression und Angst. »Unerklärliche« Erschöpfungszustände häufen sich, dem »up« folgt das »down«.

- Die Betroffenen wirken häufig wie »aufgedreht«: hektisch und unkoordiniert in den Bewegungen, fahrig während eines Gesprächs. Die Unterhaltungen wirken oft inhaltslos.
- Realitätsverlust

**Fazit**
Eine längere Anwendung von Psychostimulantien macht abhängig und birgt daneben andere ernste Gefahren: zum Beispiel mögliche Blutdruckkrisen mit tödlichem Ausgang, Persönlichkeitsveränderungen und Realitätsverlust.
Wegen dieser Nebenwirkungen und ihrer umstrittenen Wirksamkeit sollen Psychostimulantien nur noch zur Behandlung der Narkolepsie verschrieben werden. Die Anwendung bei hyperkinetischen Kindern oder Kindern mit Aufmerksamkeitsstörungen ist umstritten und sollte ausschließlich besonders qualifizierten Ärztinnen und Ärzten vorbehalten bleiben.

## Alternativen

Wenn man sich müde und abgespannt fühlt, sollte man keinesfalls zu aufputschenden Tabletten greifen und auch koffeinhaltige Getränke nur in Maßen genießen. Erschöpfung und Müdigkeit sind wichtige Signale des Körpers, denen lieber zu früh als zu spät nachgegeben werden sollte: Körper und Psyche brauchen Erholung, um gesund zu bleiben.

Eine Verwendung von anregenden Substanzen, zum Beispiel während Schicht- und Nachtarbeit, verhindert oft einen erholsamen Schlaf in der nachfolgenden Ruhezeit. Dann werden schlaffördernde Mittel zur Versuchung, und es beginnt ein medikamentöser Teufelskreis.

Sich für die Arbeit und den Alltag fit zu fühlen und später in wohltuenden Schlaf zu sinken, gelingt besser mit natürlichen Mitteln: Bewegung und Sport, frischer Luft und ausgewogener Ernährung. Wechselduschen und anregende Rosmarinbäder machen wach; warme Melissen- oder Lavendelbäder entspannen und machen müde (siehe auch S. 135).

Bei Konzentrationsstörungen ist das Erlernen von Autogenem Training eine große Hilfe. Auch die geistige Beweglichkeit läßt sich trainieren – zum Beispiel mit bestimmten Lernübungen und -spielen oder Sprachenlernen.

## Arzneimittelliste: Psychostimulantien

Die folgende Tabelle enthält derzeit im Handel angebotene Psychostimulantien (Btm: Betäubungsmittelrezept erforderlich; Rp: Rezeptpflichtig).

| Präparat | Rp?/ Btm? | Wirkstoffe |
|---|---|---|
| **Monopräparate** | | |
| AN 1 | Rp | **Amfetaminil** |
| Autonic 200 Coffein | – | **Koffein** |
| Coffeinum 0,2 Compretten | – | **Koffein** |
| Coffeinum purum | – | **Koffein** |
| Percoffedrinol N | – | **Koffein** |
| Captagon | Btm | **Fenetyllin** |
| Katovit N | Rp | **Prolintan** |
| Risatarun für Erwachsene | Rp | **Deanol** |
| Risatarun für Kinder | Rp | **Deanol** |
| Ritalin (auch in CH) | Btm | **Methylphenidat** |
| Senior 20 | Rp | **Pimolin** |
| Tradon | Rp | **Pimolin** |
| **Kombinationsarzneimittel** | | |
| Halloo-Wach N | – | **Koffein**, Glukose |
| Reactivan (auch in Ö) | Rp | **Fencamfamin**, Vitamine |

# **Appetitzügler** (Anorektika)

Der Wunsch nach einem schlanken Körper oder einfach auch der ständige Kampf mit der immer weiter ausschlagenden Nadel der Waage führt vor allem Frauen in die Apotheke. Das Ringen um die Traumfigur – nach dem derzeit geltenden Schönheitsideal mit flachem Bauch, schmalen Hüften und knackigem Po – wird für viele Frauen zum ewig frustrierenden Kampf gegen ihre natürlichen Formen. Die Pfunde, die sie sich mühsam heruntergehungert haben, legen sie nach jeder Diät um so schneller wieder zu (Jo-Jo-Effekt). Bei manchen Frauen entwickelt sich durch die ständige Beschäftigung mit ihrem Gewicht ein generell gestörtes Verhältnis zum Essen.

Einige Frauen setzen nach erfolglosen Diäten im Kampf gegen vermeintliches oder tatsächliches Übergewicht schließlich ihre ganze Hoffnung auf chemische Appetithemmer. Sie unterdrücken im Zentralnervensystem die Signale, die Hungergefühle auslösen. Mangels Appetit werden die tägliche Nahrungsaufnahme und Kalorienzufuhr geringer. Allerdings besitzen alle appetithemmenden Substanzen zwangsläufig auch andere zentrale Wirkungen und damit auch gefährliche Nebenwirkungen.

## Substanzen mit appetithemmender Wirkung

Ausgehend von den Wirkstoffen Ephedrin und Amphetamin wurden Substanzen entwickelt, die das Hungerzentrum im Gehirn »lahmlegen«.

*Ephedringruppe:* Ephedrin ist der Hauptwirkstoff der asiatischen Pflanze Ephedra vulgaris. Diese Pflanze wurde in der traditionellen chinesischen Medizin bereits als wirksames Mittel gegen asthmatische Beschwerden eingesetzt. Ephedrin bewirkt, wenn es geschluckt oder gespritzt wird, eine Erweiterung der Bronchien. Bei lokaler Anwendung auf Schleimhäute kann es die Blutgefäße verengen, deshalb wurde Ephedrin schon früher als Wirkstoff in Nasentropfen verwendet (siehe S. 124).

Ephedrin ist von seiner chemischen Struktur her mit den synthetischen Amphetaminen (siehe unten) verwandt, es hat neben seinen peripheren, gefäßverändernden Wirkungen wie diese auch eine erregende Wirkung auf das zentrale Nervensystem.

Ephedrin-Wirkstoffe sind Cathin (D-Norpseudoephedrin), DL-Norephedrin, L-Ephedrin und L-Pseudoephedrin.

Zur Gruppe der Appetithemmer gehören auch die Amphetamine, wie Amfepramon, Dexfenfluramin, Fenbutrazat, Fenfluramin, Fenproporex, Levopropylhexedrin, Mefenorex, Metamfepramon und Phenmetrazin.

**Schlankmacher gestoppt**

Einen Jahresumsatz von »200 bis 400 Millionen Dollar« hatte sich der Ludwigshafener Chemiekonzern BASF 1996 von seiner neuen Schlankheitspille *Meridia* auf dem amerikanischen Markt versprochen. Doch die US-Arzneimittelüberwachungsbehörde FDA hat die Zulassung von *Meridia* vorerst abgelehnt. Die Daten über mögliche Nebenwirkungen wie erhöhten Blutdruck, Migräne und Schlaflosigkeit sprachen gegen eine positive Risiko-Nutzen-Einschätzung. Mit *Meridia* hoffte BASF, von dem Schlankmacherboom in den USA zu profitieren, der dort jüngst durch das Konkurrenzprodukt *Redux* ausgelöst wurde. Time schrieb angesichts von wöchentlich 85.000 ausgestellten *Redux*-Rezepten von einer »Diätpillen-Manie«. In Deutschland ist der US-amerikanische Schlankmacher schon seit drei Jahren als *Isomeride* im Handel. Außer ihren erwiesenen Nebenwirkungen wie Müdigkeit und Blutdruckschwankungen steht diese Substanz im Verdacht, unter Umständen die sogenannte pulmonale Hypertonie (Lungenhochdruck), ein oft tödliches Leiden, auszulösen.

## Pharmakologische Wirkung

Das Nervensystem des menschlichen Organismus wird in zwei große Systeme eingeteilt, die sich wie Gegenspieler zueinander verhalten: Sympathikus und Parasympathikus. Während der Sympathikus überwiegend aktivierende Funktionen hat, dient der Parasympathikus der Regeneration und der Bereitstellung von Energiereserven.

Der Sympathikus wird vor allem in Flucht- und Streßsituationen aktiviert oder in Situationen, die eine deutliche Leistungssteigerung erfordern. Dabei werden nur die zentralen Strukturen aktiviert, die den Organismus in die Lage versetzen, schnell und lebenserhaltend zu reagieren: Dann läuft beispielsweise die Herz-Kreislauffunktion auf Hochtouren, während die Funktion des Magen-Darm-Trakts gedämpft und Hungergefühle und Müdigkeit unterbunden werden.

Die Substanzen Ephedrin und Amphetamin können den Sympathikus nur indirekt anregen, indem sie seine Überträgerstoffe, Noradrenalin und Adrenalin, freisetzen. Damit werden auch alle anderen Stoffwechselreaktionen ausgelöst, für die die körpereigenen Substanzen Adrenalin und Noradrenalin verantwortlich sind.

Alle Appetithemmer können schnell ins Zentralnervensystem eindringen. Dort lösen sie sogenannte zentrale Wirkungen aus: Man wird euphorisch und erregt, hat weniger Appetit und ein geringeres Schlafbedürfnis.

## Nebenwirkungen

Die Hoffnung, daß sich mit Appetithemmern leichter abnehmen ließe, hat sich nur zum Teil erfüllt. Die Substanzen dämpfen zwar das Hungergefühl und führen dadurch anfangs zu einer geringeren Kalorienzufuhr. Sie verlieren aber bei längerer regelmäßiger Anwendung schnell ihre Wirksamkeit, und bereits nach vier Wochen tritt Gewöhnung ein. Mit keinem der appetithemmenden Präparate läßt sich auf Dauer erfolgreich abnehmen bzw. ein niedrigeres Gewicht halten.

Statt dessen haben sie zahlreiche Nebenwirkungen: Wegen ihrer »zentral« erregenden Wirkung kann es zu Schlafstörungen, Konzentrationsschwächen, Übererregung und Gliederzittern kommen. Bei regelmäßiger Einnahme erhöhen sich der Blutdruck und die Pulsfrequenz. Herzrhythmusstörungen und Angina-pectoris-ähnliche Anfälle können auftreten. Für Menschen mit Bluthochdruck, Erkrankungen des Herzens, der Blutgefäße, der Nieren oder der Schilddrüse verbietet sich deshalb die Anwendung von Appetithemmern.

Die stimmungsaufhellende Wirkung der Appetithemmer verführt nicht selten zum Mißbrauch dieser Substanzen bis hin zur Abhängigkeit. Da beispielsweise die Wirkstoffe Fenproporex und Mefenorex im Organismus innerhalb von vier Stunden nach der Einnahme vollständig zu Amphetamin umgebaut werden, besteht dieselbe Abhängigkeitsgefahr wie bei amphetaminartigen Aufputschmitteln bzw. den derzeit in der Technoszene verwendeten amphetaminähnlichen Designerdrogen (siehe S. 46).

Der Mißbrauch von Appetithemmern kann außerdem zu Wahrnehmungs- und Persönlichkeitsveränderungen, auch zu visuellen und akustischen Halluzinationen führen.

Ein plötzliches Absetzen löst bei schon bestehender Abhängigkeit starke Entzugssymptome mit schweren Depressionen aus (Absetz-Depression: Antriebshemmung, Verstimmungszustände und Suizidgefahr).

Darüber hinaus haben manche Substanzen auch besonders schwerwiegende *akute* Nebenwirkungen. So kam es durch das seit 1968 nicht mehr im Handel befindliche Aminorex in manchen Fällen zu einem Lungenhochdruck mit z. T. tödlichem Ausgang. Da alle beschriebenen Substanzen ähnliche Strukturen und den gleichen Wirkmechanismus besitzen, kann für keine eine solche Gefahr ausgeschlossen werden.

Dies gilt besonders auch für einzeln angefertigte »Wunderkapseln«, die immer wieder einmal angeboten werden. Diese Mischungen sind oft weit gefährlicher als gängige Appetithemmer: Die sogenannten »Euskirchener Schlankheitskapseln« oder die Pillen des belgischen Arztes Dr. Arthur van der Aa aus Antwerpen sind Beispiele solcher brisanten Mischungen, die bei einigen Frauen wegen der typischen Nebenwirkungen zum Tode geführt haben sollen.

Anfang der sechziger Jahre waren die meisten Appetithemmer noch frei verkäuflich. Mittlerweile können nur noch sehr wenige Präparate ohne Rezept in der Apotheke gekauft werden. Seit 1. Januar 1997 sind auch die bis dahin gängigsten Mittel rezeptpflichtig: *Fugoa N, Recatol N* und *Boxogetten S.* Allein mit diesen drei Präparaten wurden in der Bundesrepublik 1995 16,5 Millionen Mark umgesetzt.

Inzwischen sind neue Schlankheitspillen auf dem Markt, deren Wirkstoffe mit dem Antidepressivum *Fluctin* (siehe S. 48) verwandt sind. Ob sie besser verträglich sind, ist zweifelhaft.

**Fazit**

Die Wirkung der Appetithemmer ist äußerst umstritten. Ein längerer Gebrauch kann abhängig machen und schwere organische Nebenwirkungen haben – die Präparate sollten deshalb nicht länger als vier Wochen eingenommen werden.

Als Hilfe zum Abnehmen nützen Appetitzügler auf Dauer wenig, vor allem wenn sie isoliert angewendet werden – das heißt ohne eine allmähliche Umstellung auf eine ausgewogene Ernährung (Reduzierung von tierischen Fetten) und ausreichende Bewegung. Um eine ausgeprägte Eßstörung zu überwinden, kann eine Psychotherapie helfen.

## Alternativen

Ab wann ist man übergewichtig? Um das individuelle Normalgewicht zu schätzen, wird im allgemeinen die sogenannte Broca-Formel angewendet. Etwas präziser ist die Berechnung des »Body-Mass-Index« (BMI), der auch den individuellen Körperbau berücksichtigt.

Normalgewicht
Broca-Formel:

**Männer:**
Körpergewicht in cm – 100 = kg Normalgewicht
*Beispiel: Ein 1,80 m großer Mann dürfte »normal« 180 cm – 100 = 80 kg wiegen.*

**Frauen:**
Körpergewicht in cm – 100 = kg Normalgewicht
*Beispiel: Eine 1,70 m große Frau dürfte »normal« 170 cm – 100 = 70 kg wiegen.*

Body-Mass-Index (BMI):

Körpergewicht in kg : (Körpergröße in m)$^2$ = BMI
BMI größer als 27 = Übergewicht
BMI zwischen 21 und 27 = Tolerierbares Normalgewicht
BMI kleiner als 21 = Untergewicht
*Beispiele:*
*Welchen BMI hat ein 1,80 m großer, 90 kg schwerer Mann?*
*90 : (1,80 x 1,80) = 27,7, das heißt, mit einem BMI von 27,7 hat dieser Mann ein geringes Übergewicht.*
*Eine 1,70 große, 60 kg schwere Frau liegt mit einem BMI von 20,8 (= 60 : (1,70 x 1,70)) ganz leicht unter dem Normalgewicht.*

Wer stark übergewichtig ist und aus gesundheitlichen Gründen abnehmen muß (z. B. als Diabetiker/in), ist am besten beraten, seine Ernährung ganz allmählich umzustellen. Eine solche Umstellung kann lange dauern, denn meist gilt es auch, gefestigte Geschmacksvorlieben und Kochgewohnheiten zu verändern.

Bis sich das individuelle Normalgewicht – das Gewicht, mit dem man sich wohl fühlt – neu eingependelt hat, ist Geduld nötig. Ausreichende Bewegung und Sport, auch Entspannungstechniken können dabei sehr helfen.

Eine Möglichkeit, um herauszufinden, welche Bedeutung das Essen für einen selbst hat, ist ein »Eßtagebuch«. Dazu schreibt man über einen längeren Zeitraum auf, wann man was zu sich nimmt und wie man sich dabei fühlt. Nach kurzer Zeit wird deutlich, ob Hunger oder Frust, Streß und Einsamkeit zum Essen und Trinken verführen.

Kurse in Ernährungsberatung bieten viele Volkshochschulen an. Manchmal hilft auch die Arbeit in einer Gruppe Gleichgesinnter. Über Selbsthilfegruppen am Ort oder auch über die »Weight Watchers« kann man sich bei der Krankenkasse, beim Arzt oder übers Telefonbuch informieren.

## Arzneimittelliste: Appetithemmer

Die folgende Tabelle enthält die derzeit auf dem Markt befindlichen Appetithemmer. Die Wirkstoffe mit Mißbrauchs- und Abhängigkeitspotential sind fett gedruckt.

| Präparat | Rp?/ Btm? | Wirkstoff(e) |
|---|---|---|
| **Monopräparate** | | |
| Adipex (CH) | Rp | **Phentermin** |
| Antiadipositum X 112-S Tropfen und Dragees (auch in CH) | Rp | **Cathin/ DL-Norpseudoephedrin** |
| Boxogetten S (CH z. B. Dexatrim und Slim Caps) | Rp | **Phenylpropanolamin** |
| Eventin | Rp | **Levopropylhexedrin** |
| Exponcit N | Rp | **DL-Norpseudoephedrin** |
| Fasupond (CH z. B. Adistop, Belloform, Limit X, Miniscap) | Rp | **Cathin (DL-Norpseudoephedrin)** |
| Fenproporex | Rp | **Fenproporex** |
| Fugoa N (CH z. B. Dexatrim und Slim Caps) | Rp | **Phenlypropanolamin** |
| Isomeride | Rp | **Dexfenfluramin** |
| Mirapront N (in CH siehe Fasupond) | Rp | **Cathin (DL-Norpseudoephedrin)** |
| Ponderax/retard (Ö; CH z. B. Ponflural oder Adipomin) | Rp | **Fenfluramin** |
| Regenon/retard (auch in Ö und CH) | Rp | **Amfepramon** |

| | | |
|---|---|---|
| Rondimen | Rp | **Mefenorex** |
| Tenuate retard | Rp | **Amfepramon** |
| Vita Schlanktropfen Schuck | Rp | **Cathin (DL-Norpseudo-ephedrin)** |

**Kombinationspräparate:**

| | | |
|---|---|---|
| Antiadipositum Tropfen* | Rp | **Cathin**, **Koffein**, **NaDocusat**, **Aloe**, Pflanzenextrakte |
| Cafilon | Btm | **Phenmetrazin, Fenbutrazat** |
| Recatol N | Rp | **Phenylpropanolamin,** Thiamin, Pyridoxin, Ascorbinsäure |
| Schlank Dragees* | Rp | **Cathin**, **Bisacodyl**, **Faulbaum**, **Cascararinde**, **Rhabarberwurzel**, Pflanzenextrakte |
| Vencipon* | – | **Ephedrin, Phenolphthalein** |

* *Diese Mittel enthalten zusätzlich Abführmittel. Von solchen Mitteln ist besonders abzuraten (siehe S. 169).*

# Arzneimittel mit Mißbrauchspotential

## **Blutdrucksteigernde Mittel** (Antihypotonika)

Als normal gelten Blutdruckwerte von 120/80 (diastolisch zu systolisch). Von niedrigem Blutdruck spricht man bei Werten unter 100/60. Niedriger Blutdruck ist jedoch keine Krankheit, solange sich keine massiven Beschwerden bemerkbar machen.

Im Gegenteil: Menschen mit niedrigem Blutdruck haben, verglichen mit der Durchschnittsbevölkerung, eine höhere Lebenserwartung. Innere Organe und Blutgefäße werden durch den geringeren Druck geschont, und es kommt seltener zu Herzerkrankungen, der häufigsten Todesursache in Deutschland. Außerdem führen starke Belastungen nicht zu Bluthochdruckkrisen – ein niedriger Wert hat also eine gewisse Schutzfunktion für den Organismus.

Nicht selten leiden jedoch insbesondere Frauen mit niedrigem Blutdruck an Befindlichkeitsstörungen wie Wetterfühligkeit, Kältegefühl, Schweißausbrüchen, Schlafstörungen, Schwindel oder Kopfschmerzen. Beim Verändern der Körperlage, wie z. B. beim Aufstehen aus dem Liegen, wird den Betroffenen häufig schwarz vor Augen. Sehr niedriger Blutdruck kann die Leistungsfähigkeit und das Lebensgefühl beeinträchtigen. Manche Menschen reagieren mit depressiven Verstimmungen.

Ob es sinnvoll ist, diese Symptome mit Hilfe von Arzneimitteln zu behandeln, ist umstritten. Medikamente sollten deshalb nur dann eingenommen werden, wenn der Blutdruck über einen längeren Zeitraum Werte unter 100/60 aufweist, wenn er wirklich beeinträchtigende Beschwerden verursacht und mit anderen Mitteln (siehe S. 158) nicht beschleunigt werden kann.

Fast alle blutdrucksteigernden Wirkstoffe sind frei verkäuflich. Meist werden die Arzneimittel ohne vorherige ärztliche Diagnose und Therapie gekauft.

## Pharmakologische Wirkung

Niedriger Blutdruck kann verschiedene Ursachen haben, deshalb werden je nach Krankheitsbild unterschiedliche Wirkstoffe als Arzneimittel eingesetzt.

Am häufigsten werden sogenannte Sympathomimetika (Etilefrin, Mephentermin, Midodrin, Norfenefrin, Oxilofrin, Oxedrin und Pholedrin) verwendet. Diese Verbindungen wirken wie die Überträgerstoffe Adrenalin und Noradrenalin (siehe S.145): Sie verengen kurzfristig die Blutgefäße in den Arterien von Armen und Beinen und erhöhen auf diese Weise den Blutdruck. Sie erhöhen aber auch den Herzschlag.

Eine anderer gebräuchlicher Wirkstoff ist das Dihydroergotamin aus dem Mutterkorn, einem Pilz, der auf Getreideähren wächst. Es steigert die Spannung in den Beinvenen. Wenn diese erschlafft sind, kann nicht mehr genug Blut in Richtung Herz transportiert werden, und es kommt zu Stauungen in den Beinen.

Manche Präparate sind Kombinationen aus Dihydroergotamin und einem Sympathomimetikum (meist Etilefrin), diese wirken gleichzeitig auf Venen und Arterien.

Welches Medikament am besten verwendet werden sollte, kann erst nach einer gründlichen ärztlichen Untersuchung entschieden werden.

## Nebenwirkungen

Die beschriebenen Wirkstoffe wirken gefäßverengend, dadurch wird das Gewebe schlechter mit Sauerstoff versorgt. Sind die Arzneistoffe abgebaut, weiten sich die Gefäße noch mehr, um die Blut- und damit Sauerstoffzufuhr wieder zu verbessern. Damit verschlimmert sich für viele Patienten das ursprüngliche Leiden: Schwindel, Kopfschmerz und Müdigkeit werden nach Absetzen des Medikaments stärker als vor der Einnahme.

Nach einigen Wochen kontinuierlicher Anwendung tritt eine Gewöhnung ein – die ursprüngliche Dosierung reicht dann nicht mehr aus. So bildet sich leicht ein Teufelskreis: Läßt die Wirkung des Medikaments nach, verschlimmern sich die Beschwerden, der erneute Griff zur Tablette erleichtert wieder nur kurzfristig, die Dosis wird immer höher. Dieser Effekt entsteht auch bei den Rhinologika und den Amphetaminen (siehe S. 125, 146).

Darüber hinaus besitzen blutdrucksteigernde Wirkstoffe noch andere spezifische Nebenwirkungen:

Die Sympathomimetika können Herzrhythmusstörungen, Angina pectoris-ähnliche Beschwerden sowie Herzklopfen auslösen, außerdem Schlafstörungen und Unruhezustände. Patienten mit Schilddrüsenüberfunktion, Herzrhythmusstörungen oder erhöhtem Augeninnendruck dürfen diese Präparate nicht einnehmen.

Die Daueranwendung von Dihydroergotamin kann zu Durchblutungsstörungen in Armen und Beinen führen. Anhaltend schlechte Sauerstoffversorgung kann das Gewebe schwer schädigen, bis hin zu »Raucherbein«-ähnlichen Symptomen.

Zusammen mit Koffein führt die Langzeiteinnahme von Dihydroergotamin auch zu Dauerkopfschmerzen. Diese Kombination wird ausgerechnet bei der Migränetherapie noch immer eingesetzt (siehe S. 113). Dihydroergotamin schränkt zudem das Reaktionsvermögen ein, deshalb ist beim Autofahren und beim Betreiben von Maschinen Vorsicht geboten.

Schwangere dürfen überhaupt keine blutdruckerhöhenden Substanzen einnehmen, da die Wirkstoffe Wehen auslösen können.

**Fazit**
Blutdrucksteigernde Arzneimittel aus der Gruppe der Sympathomimetika sollten nicht länger als vier bis sechs Wochen angewendet werden, da sie sonst zur Toleranz führen und auf Dauer zur Verschlechterung des Allgemeinbefindens beitragen.

## Alternativen

Wenn die Symptome eines niedrigen Blutdrucks den Alltag nicht gravierend belasten, sollte man auf Medikamente besser verzichten. Alternative Maßnahmen, die den Blutdruck beschleunigen können, sind:

- ausreichende Bewegung bzw. regelmäßiger Sport
- Kneippgüsse, Wassertreten, Wechselduschen und Trockenbürsten
- Morgengymnastik bei offenem Fenster und Atemübungen
- Koffeinhaltige Getränke (Kaffee, Schwarztee oder Matetee) erhöhen den Puls kurzfristig. Aber Vorsicht: Zu große Mengen Koffein können auf Dauer zur Gewöhnung führen und Kopfschmerzen verursachen.
- Nicht zu heiße Bäder mit ätherischem Ölzusatz (Arnika, Rosmarin) wirken anregend und können die Beschwerden lindern.

- Gesunde Ernährung und ausreichend Schlaf sind Voraussetzungen für ein gutes Allgemeinbefinden.

Auch wenn eine Medikamenteneinnahme nötig werden sollte: Lassen Sie es nicht dabei bewenden. Versuchen Sie, die vielen einfachen und bewährten Möglichkeiten, um den Kreislauf in Schwung zu bringen, möglichst konsequent in Ihren Alltag zu integrieren. Besonders wichtig für Menschen mit zu niedrigem Blutdruck ist es, sich regelmäßig und ausreichend zu bewegen.

### Arzneimittelliste: Blutdrucksteigernde Mittel

Die Liste enthält die 1995 meistverordneten blutdrucksteigernden Mittel (Quelle: Arzneiverordnungsreport 1996). Wirkstoffe mit einem möglichen Mißbrauchspotential sind fett gedruckt.

| Präparat | Rp?/ Btm? | Wirkstoffe |
|---|---|---|
| *Sympathomimetika* | | |
| **Monopräparate** | | |
| Carnigen mono forte | – | **Oxilofrin** |
| Effortil/Depot (auch Ö und CH) | – | **Etilefrin** |
| Eti Puren | – | **Etilefrin** |
| Gutron (auch Ö und CH) | – | **Midodrin** |
| Katovit N | | **Prolintan** |
| Novadral (auch Ö und CH) | – | **Norfenefrin** |
| Pholedrin liquid Meuselbach | – | **Pholedrinsulfat** |
| Pholedrin longo ISIS | – | **Pholedrinsulfat** |
| Thomasin | – | **Etilefrin** |
| | | |
| **Kombinationspräparate** | | |
| Akrinor (auch Ö und CH) | – | **Pholedrin, Norfenefrin** |
| Amphodyn retard (auch in Ö) | – | Aescin, **Etilefrin** |
| Cardanat N | Rp | **Dimethylaminopropiophenon**, Weißdorn |
| Circuvit | Rp | **Ephedrin, Koffein** |
| Entrodyn | – | **Phenylephrin, Koffein** |
| Normotin R rapid | – | Etamivan, **Norfenefrin**, Heptaminol |
| Ordinal forte/retard | – | Octodrin, **Norfenefrin** |
| Tonus novum-Hevert | | Pentetrazol, **Norfenefrin** |

*Mutterkornalkaloide*

**Monopräparate**

| | | |
|---|---|---|
| Angionorm (auch in Ö) | Rp | Dihydroergotamin |
| DET MS (CH z. B. Ergotonin und Ikaran) | Rp | Dihydroergotamin |
| DHE ratiopharm | Rp | Dihydroergotamin |
| Dihydergot (auch in Ö) | Rp | Dihydroergotamin |
| Ergont (auch in Ö) | Rp | Dihydroergotamin |

**Kombinationspräparate**

| | | |
|---|---|---|
| Dihydergot plus | Rp | Dihydroergotamin, **Etilefrin** |
| Effortil plus | Rp | Dihydroergotamin, **Etilefrin** |

## **Blutdrucksenkende Mittel** (Beta-Rezeptorenblocker)

Das wichtigste Anwendungsgebiet der Beta-Rezeptorenblocker ist der Bluthochdruck. Hier gehören sie zu den bestuntersuchten Substanzen. Darüber hinaus werden sie bei bestimmten Herzerkrankungen eingesetzt, bei Herzrhythmusstörungen sowie zur Vorbeugung und Behandlung von Herzinfarkt. Manche blutdrucksenkenden Mittel beugen auch Migräneanfällen vor.

Beta-Rezeptorenblocker wirken lokal bei bestimmten Augenleiden, besonders bei erhöhtem Augeninnendruck (grüner Star oder auch Glaukom) ist ihr Einsatz sinnvoll.

### Pharmakologische Wirkung

Beta-Rezeptorenblocker wirken an speziellen Rezeptoren des sympathischen Nervensystems. Dessen Überträgerstoffe Adrenalin und Noradrenalin stimulieren spezifische Rezeptoren im menschlichen Organismus. Die Stimulation der sogenannten Alpha-Rezeptoren verengt die Blutgefäße im Haut- und Muskelgewebe, während die Stimulation der Beta-Rezeptoren die Herzfrequenz und die Herzmuskelarbeit steigert.

Beta-Rezeptorenblocker blockieren – wie ihr Name schon sagt – den natürlichen Angriffspunkt für Adrenalin bzw. Noradrenalin, ohne selbst einen Effekt auszulösen. Die kontraktionssteigernden und frequenzerhöhenden Eigenschaften von Noradrenalin am Herzen werden gehemmt, die Gefäße erweitern sich, und der Blutdruck sinkt.

Beta-Rezeptorenblocker werden häufig auch bei akuten Angst- oder Panikzuständen eingesetzt, obwohl sie dafür nicht zugelassen sind – hierbei sind die Grenzen zum Arzneimittelmißbrauch bereits fließend. Die Substanz kann die Wirkung von »Adrenalinstößen« eindämmen – zum Beispiel vor Operationen, vor öffentlichen Auftritten (»Lampenfieber«) oder bei Flugangst. Die Betroffenen wirken nach der vorbeugenden Einnahme der Beta-Rezeptorenblocker beruhigt und ausgeglichen. Herzrasen, starkes Herzklopfen und andere Symptome, die mit einem erhöhten Adrenalinspiegel im Blut einhergehen, unterbleiben oder sind zumindest deutlich geringer ausgeprägt. Das Herz schlägt ausgeglichener. Auch die Sekretion der Schweißdrüsen wird gehemmt.

Beta-Rezeptorenblocker erhöhen also sowohl die körperliche als auch die psychische Belastbarkeit. Deshalb stehen sie auch auf der Dopingliste, der Liste nicht zugelassener Arzneimittel im Leistungssport. Menschen in Berufen mit hoher psychischer Belastung wie Manager, Ärzte, Politiker, aber auch Sportler – zum Beispiel Autorennfahrer – mißbrauchen immer häufiger Beta-Rezeptorenblocker, um mit ihrer Hilfe die Alltagsanforderungen zu bewältigen.

Eine Daueranwendung von Beta-Rezeptorenblockern erhöht die Zahl der Beta-Rezeptoren. Werden die Mittel plötzlich abgesetzt, besteht die Gefahr eines Angina pectoris-Anfalls oder eines Herzinfarkts: Die herzaktivierende Wirkung von Noradrenalin und Adrenalin verstärkt sich aufgrund des Überangebots von Beta-Rezeptoren, der Herzmuskel wird überreizt.

Betablocker werden nach ihrer Wirkung in sogenannte selektive und nicht selektive Substanzen unterteilt. Die selektiven wirken bevorzugt am Herzen, sie haben im Gegensatz zu den nicht selektiven Verbindungen weniger Nebenwirkungen im Lungenbereich.

Zur Gruppe der selektiven Beta-Rezeptorenblocker gehören:

Acebutolol, Atenolol, Bisoprolol, Betaxolol, Bopindolol, Celiprolol, Metoprolol und Talinolol.

Nicht selektive Beta-Rezeptorenblocker sind:

Alprenolol, Bupranolol, Carazolol, Carteolol, Carvedilol, Metipranolol, Mepindolol, Nadolol, Oxprenolol, Penbutolol, Pindolol, Propranolol, Sotalol und Tertatolol.

## Nebenwirkungen

Die Blockade der Beta-Rezeptoren kann von folgenden unerwünschten Wirkungen begleitet sein:

- Die Kontraktion der Bronchialmuskulatur kann zu Atemnot führen. Asthmapatienten dürfen Beta-Rezeptorenblocker deshalb nicht anwenden.
- Der verringerte Blutdruck kann zu Kreislaufstörungen, Schwindel, Kopfschmerzen und Müdigkeit führen – besonders in Kombination mit Alkohol. Alkohol verstärkt die Wirkung der Beta-Rezeptorenblocker.
- Zuckerpatienten dürfen Beta-Rezeptorenblocker nicht einnehmen. Die Gefahr einer lebensgefährlichen Unterzuckerung ist zu groß.

**Fazit**
Der Einsatz von Beta-Rezeptorenblockern bei Angstzuständen verleitet zum Mißbrauch – nicht durch einen euphorisierenden, sondern durch ihren ausgleichenden und dadurch leistungssteigernden Effekt. Die Betroffenen lernen schnell die Möglichkeit schätzen, ihre Angst mit Hilfe chemischer Verbindungen zu besiegen, ohne daß dabei ihre geistigen Fähigkeiten eingeschränkt werden.
Die körperlichen Nebenwirkungen sind nicht unerheblich. Angst ausschließlich mit Chemie zu besänftigen, heißt nicht, sie zu bewältigen.

## Alternativen

Psychotherapeutische Maßnahmen, Gesprächstherapie und Supervision durch einen Fachmann sind langfristig die gesünderen Alternativen, um Streßsituationen und hohe Belastung besser zu bewältigen. In akuten Situationen können Entspannungstraining (Autogenes Training, Muskelentspannung nach Jacobsen) und Atemübungen helfen.

## Arzneimittelliste: Beta-Rezeptorenblocker

Die Liste enthält die 1995 meistverordneten Beta-Rezeptorenblocker als Monopräparate (Quelle: Arzneiverordnungsreport 1996). Alle Mittel sind rezeptpflichtig.

| Präparat | Wirkstoffe |
|---|---|
| Atehexal | Atenolol |
| Atenolol Heumann | Atenolol |
| Atenolol ratiopharm | Atenolol |
| Atenolol Stada | Atenolol |
| Azumetop | Metoprolol |
| Beloc (auch in Ö, in CH z.B. Beloc Zoc) | Metoprolol |
| Blocotenol | Atenolol |
| Concor (auch in Ö und CH) | Bisoprolol |
| Cordanum | Talinolol |
| Dociton (CH z.B. Bedranol, Inderal, Servanolol) | Propranolol |
| Fondril | Bisoprolol |
| Inderal (Ö) | Propranolol |

| | |
|---|---|
| Inderetic (Ö und CH) | Propranolol |
| Kerlone (CH Kerlon) | Betaxolol |
| Lopresor (auch in Ö und CH) | Metoprolol |
| Meto Tablinen | Metoprolol |
| Metohexal | Metoprolol |
| Metoprolol Heumann | Metoprolol |
| Metoprolol ratiopharm | Metoprolol |
| Metoprolol Stada | Metoprolol |
| Obsidan | Propranolol |
| Proprahexal | Porpranolol |
| Propra ratiopharm | Propranolol |
| Selectol (auch in CH) | Celiprolol |
| Selozen retard (Ö) | Metoprolol |
| Sotahexal | Sotalol |
| Sotahexal | Sotalol |
| Sotalex (auch in CH) | Sotalol |
| Sotalol ratiopharm | Sotalol |
| Tenormin (auch in Ö und CH) | Atenolol |
| Visken (auch in Ö, in CH als Betapindol) | Pindolol |

## **Harntreibende Mittel** (Diuretika)

Harntreibende Mittel regen die Nieren an. Die dadurch vermehrte Wasserausscheidung hilft bei der Behandlung von Bluthochdruck und Ödemen. In der Bluthochdrucktherapie zählen Diuretika neben den Beta-Rezeptorenblockern zu den bestuntersuchten Substanzen.

Harntreibende Mittel werden aber auch zum Abnehmen benutzt, oft in Kombination mit Appetitzüglern (siehe S. 149). Sportler mißbrauchen Diuretika, um ihr Gewicht z. B. für einen Wettkampf auf die nächstniedrigere Gewichtsklasse zu drücken oder ihren Urin durch die geförderte Flüssigkeitsausscheidung so zu verdünnen, daß verbotene Dopingstoffe nicht mehr in nachweisbaren Konzentrationen zu ermitteln sind.

Zur Gewichtsabnahme ist der Effekt von Wasserausscheidungen aber reine Zahlenkosmetik, weil der Flüssigkeitsverlust nach Absetzen der Arzneimittel wieder ausgeglichen wird. Um wirklich abzunehmen, muß im Körper Fett abgebaut werden, nicht Wasser.

### Pharmakologische Wirkung

Die Wirkstoffe der harntreibenden Mittel unterscheiden sich in ihrer chemischen Struktur und durch ihren genauen Wirkort in der Niere. Alle Verbindungen führen dazu, daß sich mehr Wasser in der Harnblase sammelt. Mit dem Wasser gehen dem Organismus je nach Wirkstoff auch unterschiedliche Salze verloren:

Die sogenannten *Schleifendiuretika* wirken besonders stark entwässernd und entziehen dem Körper relativ große Mengen an Kalium-, Natrium- und Chloridsalzen. Zu ihnen gehören die Wirkstoffe: Azosemid, Bumetanid, Etozolin, Etacrynsäure, Furosemid, Piretanid und Torasemid.

Die *Thiazide* lassen mehr Natrium, Chlorid, Kalium und Magnesium abfließen, aber weniger Calcium und Phosphat. Thiazide und analoge Verbindungen sind: Bendroflumethiazid, Bemetizid, Butizid, Chlorthalidon, Clopamid, Hydrochlorothiazid, Indapamid, Mefrusid, Metolazon, Trichlormethiazid und Xipamid.

Die *kaliumsparenden Diuretika* führen zum Verlust von Natrium und Chlorid, »sparen« aber Kaliumsalze. Zu diesen Mitteln zählen: Triamteren, Amilorid, Canrenoat und Spironolacton.

Neben den Medikamenten, die nur aus einer dieser Substanzen bestehen (Monopräparate), sind noch zahlreiche Kombinationspräparate im Handel – sie sind entweder aus verschiedenen harntreibenden Substanzen zusammengesetzt oder mit anderen blutdrucksenkenden Wirkstoffen kombiniert.

Kombinationen aus kaliumsparenden Diuretika und Schleifendiuretika sollen beispielsweise den enormen Kaliumverlust der Schleifendiuretika verhindern. Die Kombination verschiedener blutdrucksenkender Mittel soll den blutdrucksenkenden Effekt jeder Einzelsubstanz erhöhen. Beide Kombinationstypen sind sinnvolle Ergänzungen der Monopräparate, also der Mittel mit nur einem einzigen Wirkstoff.

## Nebenwirkungen

Die wichtigsten Nebenwirkungen der Diuretika gehen auf den Salzverlust zurück, den sie verursachen. Im Stoffwechsel des menschlichen Organismus spielen besonders die Kaliumsalze eine wichtige Rolle.

Wenn der Körper zuviel Kalium verloren hat, können Symptome wie Schwächegefühl in den Beinen, Müdigkeit, Verstopfung und Wadenkrämpfe auftreten. Am gefährlichsten macht sich ein hoher Kaliumverlust am Herzen bemerkbar: Herzrhythmusstörungen sind eine häufige Folge. Die gleichzeitige Einnahme von Medikamenten gegen Herzinsuffizienz (Digitalisglykoside) kann sogar lebensgefährlich werden.

Mögliche Nebenwirkungen der *Schleifendiuretika* wie auch der *Thiazide* sind:

- Durchblutungsstörungen und Austrocknung durch den hohen Flüssigkeitsverlust
- Schwindel und Kopfschmerzen infolge der schlechteren Durchblutung
- Kalium-, Natrium- und Magnesiummangel bei Daueranwendung
- Appetitlosigkeit und Erbrechen
- Erhöhung des Harnsäurespiegels mit der möglichen Folge eines Gichtanfalls
- Eindickung des Blutes, dadurch erhöhte Thrombosegefahr.

Die *kaliumsparenden Diuretika* können zu einem Kaliumüberschuß und dadurch zu Störungen der Herzfunktion führen. Die Struktur ihrer Wirkstoffe (besonders von Spironolacton und Canrenoat) ähnelt den Hormonen. Das erklärt ihre Nebenwirkungen bei Frauen:

- Menstruationsstörungen
- Spannungsgefühl in der Brust
- verstärkte Gesichts-, Sexual- und Körperbehaarung.

**Fazit**
Diuretika sind hochwirksame Medikamente, die zur Behandlung von Bluthochdruck und ausgeprägten Ödemen sinnvoll sind.
Als Mittel zur Gewichtsabnahme sind sie nicht sinnvoll, belasten den Organismus wegen ihrer Nebenwirkungen jedoch erheblich.

## Arzneimittelliste: Harntreibende Mittel

Die Liste enthält 1995 vielverordnete Diuretika (Quelle Arzneiverordnungs-Report 1996).
Alle Mittel sind rezeptpflichtig.

| Präparat | Wirkstoffe |
|---|---|
| **Monopräparate** | |
| Aldactone (auch in Ö und CH) | Spironolacton |
| Aquaphor | Xipamid |
| Arelix (auch in Ö) | Piretamid |
| Diuresal (CH) | Furosemid |
| Durapid (auch in CH) | Furosemid |
| Esidrix (in Ö Esidrex) | Hydrochlorothiazid (HCT) |
| Furanthril | Furosemid |
| Furobasan (CH) | Furosemid |
| furo von ct | Furosemid |
| Furosifa (CH) | Furosemid |
| Furorese | Furosemid |
| Furosemid AL | Furosemid |
| Furosemid Heumann | Furosemid |
| Furosemid ratiopharm | Furosemid |
| Furosemid Stada | Furosemid |
| Fusid | Furosemid |
| Hygroton (auch in Ö) | Chlortalidon |
| Lasix (auch in Ö und CH) | Furosemid |
| Natrilix | Indapamid |
| Ödemase | Furosemid |
| Spironolacton ratiopharm | Spironolacton |

| | |
|---|---|
| Torem | Torasemid |
| Unat | Torasemid |
| Verospiron | Spironolacton |

**Kombinationspräparate**

| | |
|---|---|
| Amiloretik (CH z. B. Hydrolid) | Amilorid/HCT |
| Amilorid comp. ratiopharm | Amilorid/HCT |
| Aquaretic | Amilorid/HCT |
| dehydro sanol tri | Triamteren/Bemetizid |
| Diaphal | Amilorid/Furosemid |
| diucomb | Triamterern/Bemetizid |
| Diuretikum Verla | Triamteren/HCT |
| Diursan | Amilorid/HCT |
| Diutensat | Triamteren/HCT |
| Dytide H (auch in Ö, in CH Dyazide) | Triamteren/HCT |
| Moduretik (in Ö und CH Muduretic) | Amilorid/HCT |
| Neotri | Triamteren/Xipamid |
| Nephral | Triamteren/HCT |
| Osyrol Lasix Kps. (CH z. B. Furospir) | Spironolacton/ Furosemid |
| Rhefluin | Amilorid/HCT |
| Spiro comp. ratiopharm | Spironolacton/ Furosemid |
| Spiro D-Tablinen | Spironolacton/ Furosemid |
| Tri.-Thiazid Stada | Triamteren/HCT |
| Triampur comp | Triamteren/HCT |
| Triamteren comp. ratiopharm | Triamteren/HCT |
| Triamteren HTC AL | Triamteren/HCT |
| triazid von ct | Triamteren/HCT |
| Turfa | Triamteren/HCT |

# **Abführmittel** (Laxantien)

Abführmittel werden gegen Verstopfung (Obstipation) eingenommen. Therapeutisch sinnvoll sind sie jedoch nur in wenigen Fällen, und das auch nur über kurze Zeit:

- zur Operationsvorbereitung
- bei chronischer Verstopfung als Begleiterscheinung organischer Leiden
- bei Erkrankungen, bei denen Pressen vermieden werden soll (Herzinfarkt, Analfissuren, Schlaganfall etc.)
- bei notwendiger Behandlung mit verstopfend wirkenden Arzneimitteln (z. B. die Schmerztherapie mit Morphinen bei Tumorleiden)

Die ständige Einnahme von Abführmitteln ist bekanntermaßen riskant. Dennoch gehören die Abführmittel zu den absatzstärksten Arzneimitteln der Selbstmedikation. Mehr als 34,2 Millionen Packungen wurden 1995 in den Apotheken verkauft.

Die Pharmawerbung weckt Abführmitteln gern die Assoziation zu den »Schlankmachern« – eine unsinnige und gefährliche, aber umsatzfördernde Botschaft, die dem verbreiteten Mißbrauch der Laxantien den Weg geebnet hat. Ihre therapeutische Wirkung beschränkt sich auf die beschleunigte Entleerung des Darms: Sie wirken weder »blutreinigend«, »entgiftend« oder »entschlackend«, noch verringern sie das Körpergewicht.

## Pharmakologische Wirkung

Die meisten Abführmittel fördern die Darmentleerung, indem sie Wasser binden und einen »Volumenreiz« auslösen: Der Darminhalt quillt auf, Volumen und Druck innerhalb des Darms nehmen zu. In der Darmwand sitzen sogenannte Dehnungsrezeptoren, die auf erhöhten Druck mit verstärkter Muskelbewegung in Richtung Darmausgang reagieren.

Manche Abführmittel, insbesondere die pflanzlichen, steigern die Muskeltätigkeit auch durch die Reizung der glatten Muskulatur des Darms.

Substanzen mit abführenden Eigenschaften sind:

- Anthrachinonglykoside aus Sennesblättern, Sennesfrüchten (Sennoside), Cascararinde, Faulbaumrinde, Rhababerwurzel, Kreuzdornbeeren, Aloe
- Rizinusöl
- Leinsamen, Weizenkleie, Flohsamen
- Bisacodyl
- Natriumpicosulfat
- Phenolphthalein
- Lacticol
- Lactose und Lactulose
- Glyzerin
- Salze: Natriumsulfat (Glaubersalz), Magnesiumsulfat (Bittersalz)
- Natriumdiocylsulfosuccinat
- Paraffinöl

## Nebenwirkungen

Die schnelle Darmentleerung verkürzt und stört die Aufnahmezeit von Nährstoffen wie Zucker, Fett, Eiweiß, Vitaminen und Mineralstoffen aus dem Darminhalt. Der hohe Wasserverlust – der bei weitem überwiegende Effekt – und die geringere Kalorienzufuhr führen nur anfangs zu einer Gewichtsabnahme (siehe Diuretika, S. 165). Zusammen mit dem vermehrt ausgeschiedenen Wasser verlassen den Körper lebensnotwendige Salze wie Kalium, Natrium und Magnesium. Die Folgen des hohen Salzverlusts sind Stoffwechselstörungen, Muskelschwäche, Müdigkeit und Konzentrationsschwäche, bei extremem Mißbrauch Apathie, Nierenerkrankungen und Herzrhythmusstörungen.

Insbesondere Laxantien mit stark reizenden Wirkstoffen, die eine unphysiologisch schnelle Darmentleerung bewirken, führen auf Dauer zu Darmträgheit und chronischer Verstopfung: Der Verlust von Kaliumsalzen hemmt die Darmbewegungen, der Darm wird träge. Ohne Abführmittel kommt es bald gar nicht mehr zu einer spontanen Entleerung. Die Betroffenen geraten in einen Teufelskreis aus Abführmitteleinnahme und erneuter Verstopfung.

Ein chronischer Abführmittelmißbrauch verringert die Wirkung mancher Medikamente, die über den Magen-Darm-Trakt aufgenommen werden, wie zum Beispiel blutdrucksenkende Arzneimittel, Herzmedikamente und Verhütungsmittel. Der hohe Kaliumverlust verstärkt die Wirkung von Herzglykosiden und damit auch ihre Giftigkeit.

Viele der im Handel befindlichen Abführmittel enthalten pflanzliche Wirkstoffe vor allem aus sogenannten anthrachinonhaltigen Pflanzen. Hierzu zählen die Sennesblätter und Sennesfrüchte, Faulbaumrinde, Casararinde, Rhabarberwurzel, Aloe und Kreuzdornbeeren. Der Verdacht, Anthrachinon könnte bei Daueranwendung hoher Dosierungen Krebs auszulösen, ist umstritten und nicht eindeutig belegt. Aloe-Extrakt kann darüber hinaus durch eine extreme Blutüberfüllung (Hyperämie) der Unterleibsorgane zu Fehlgeburten führen.

**Fazit**

Chronischer Abführmittelmißbrauch führt zu chronischer Verstopfung. Der entstehende Teufelskreis aus Arzneimitteleinnahme und Verstopfung läßt sich nur durch das Absetzen der Wirkstoffe und den Aufbau einer geregelten Darmtätigkeit durchbrechen.

Die Einnahme von Laxantien über lange Zeit hat schwere organische Nebenwirkungen, ist therapeutisch sinnlos und wirkt auch nicht schlankmachend.

Abführmittel sind allenfalls bei akuten Verdauungsstörungen akzeptabel. Am besten ist die Einnahme von Füllstoffen wie Leinsamen, Weizenkleie oder Flohsamen (z. B. in *Metamucil* oder *Mucofalk)* oder von Präparaten mit den Inhaltsstoffen Lactulose (z. B. in *Bifiteral, Bifinorma, Lactoflor, Lactulose Neda, Laevilac S* u. a.) oder Glyzerin (z. B. in *Glycilax, Milax* u. a.). Daneben sind auch Klistiere für die einmalige Anwendung im Handel (z. B. *Klysma 1 salinisch, Mikroklist* u. a.) Für kurze Zeit kommen auch Mittel mit Bisacodyl oder Natriumpicosulfat als Tropfenzubereitung (siehe Arzneimittelliste) in Frage, die individuell dosiert werden können.

## Alternativen

Laxantien werden meist aus zwei Gründen mißbraucht: Erstens verführt ihr ungerechtfertigter Ruf als Schlankheitsmittel viele Menschen – besonders Frauen – zum Dauergebrauch.

Abführmittel sind als »Schlankheitsmittel« jedoch genauso wenig geeignet wie Diuretika (siehe S. 165).

Zweitens glauben viele Menschen, der Darm müsse regelmäßig in bestimmten Abständen entleert werden – wenn das nicht »klappt«, greifen sie zu Abführmitteln. Eine »Stuhlgang-Norm« gibt es aber nicht – manche Menschen treibt es dreimal täglich zum stillen Örtchen, andere nur alle drei Tage. Wer die feste Vorstellung hat, »normal« sei nur die Entleerung einmal am Tag, verkrampft sich: Psychische Anspannung ist tatsächlich nicht selten die Ursache einer Verstopfung.

Der einfachste und natürliche Weg zu einem geregelten Stuhlgang ist eine gesunde und ausgewogene, ballaststoffreiche Ernährung mit ausreichender Flüssigkeitszufuhr, damit der Stuhl nicht zu hart wird. Gerade ältere Leute trinken oft zu wenig, und sie essen meist auch weniger. Je weniger man ißt, desto wichtiger wird die Trinkmenge (pro Tag mindestens zwei Liter zusätzlich zur festen Nahrung).

Wer tagsüber viel sitzt, sollte sich zum Ausgleich regelmäßig bewegen oder Sport treiben. Körperliche Betätigung regt auch die Darmmuskulatur an.

Manchmal liegen die Ursachen einer Verstopfung in einem sehr unregelmäßigen Tagesablauf. Dann können regelmäßige Essenszeiten helfen: Wer immer zur gleichen Zeit ißt, kann seinen Darm auf diese Zeiten »trainieren«. Die Tasse Kaffee am Morgen oder ein Glas Fruchtsaft auf nüchternen Magen kann für den Körper zum Signal werden. Unterstützend wirken auch Trockenfrüchte wie Pflaumen oder Feigen.

Wichtig ist auch, sich genügend Zeit zu lassen und möglichst nicht in Eile auf die Toilette zu gehen. Atem- und Entspannungsübungen können zusätzlich helfen.

## Arzneimittelliste: Abführmittel

Die Liste enthält die im Jahre 1995 meistverkauften Abführmittel, deren Mißbrauch (dauernde Anwendung) zur Abhängigkeit des Darms von den »reizenden Eigenschaften« führen können. Alle Mittel sind ohne Rezept zu kaufen.

| Präparat | Wirkstoff(e) |
|---|---|
| **Monopräparate** | |
| Agaroletten N | Bisacodyl |
| Agiolax Pico | Natriumpicosulfat |
| Bad Heilbrunner Abführtee | Sennesfrüchte |
| Bekunis Dragees (auch in Ö und CH) | Sennesfrüchte |
| Bekunis Senna | Sennesfrüchte |
| Depuran N | Sennesfrüchte |
| Dermolaxin (CH) | Bisacodyl |

| | |
|---|---|
| Dragees 19 Senna | Sennoside |
| Drix Abführdragees (auch in CH) | Sennoside |
| Drix N | Bisacodyl |
| Dulcolax (auch in Ö und CH) | Bisacodyl |
| Ercolax (CH) | Bisacodyl |
| Jacobus Schwedenkräuter N | Sennesfrüchte |
| Laxoberal (in CH Laxoberon) | Natriumpicosulfat |
| Liquidepur N | Sennesfrüchte |
| Muxol (CH) | Bisacodyl |
| Protolax (CH) | Bisacodyl |
| Ramend | Sennesfrüchte |
| Regulax | Sennoside |
| Tirgon N | Bisacodyl |

**Kombinationspräparate**

| | |
|---|---|
| Agarol (auch in CH) | Phenolphthalein, Paraffin |
| Agiolax (auch in Ö) | Sennesfrüchte, Flohsamen |
| Alasenn | Sennesblätter und -früchte, Hauhechelwurzel, Schafgarbe, Löwenzahn |
| Bekunis Kräutertee (auch in Ö und CH) | Sennesfrüchte, Sennesblätter |
| Biologische Kapseln ALS | Sennoside, Pflaumenextrakt |
| Kräuterlax | Aloe, Sennesblätter, Curcuma, Alraunwurzel |
| Midro Tee N (auch in CH) | Sennesblätter, Süßholz, Pfefferminze, ätherische Öle |
| Neda Früchtewürfel (auch in Ö) | Sennesblätter, Sennesfrüchte, Feigen, Tamarinde |

# Gallenwegs- und Lebertherapeutika

Sogenannte Choleretika werden bei unklaren Gallenbeschwerden bzw. bei Verdauungsproblemen angewendet. Sie sollen die Produktion von Gallenflüssigkeit steigern – ein Effekt, der jedoch schon beim Essen eintritt. Der therapeutische Nutzen dieser Arzneimittel ist umstritten, und sie werden kaum mehr verordnet. Ihnen werden jedoch häufig abführende Substanzen zugesetzt, die zum Mißbrauch verleiten. Dasselbe gilt für die verschiedenen Lebertherapeutika.

Leber- und Gallenwegstherapeutika sind oftmals »verkappte« Abführmittel, da sie Wirkstoffe wie Aloe, Faulbaumrinde, Sennesblätter und -früchte sowie Fel Tauri (Rindergalle) enthalten. Solche Mittel sind pharmakologisch nicht sinnvoll zusammengesetzt und medizinisch überflüssig.

Die pharmakologischen Wirkungen und Nebenwirkungen von Arzneimitteln, die diese Wirkstoffe enthalten, entsprechen denen der Abführmittel (siehe S. 169).

## Alternativen

Die Ursachen von Gallenbeschwerden sind meist Gallensteine, die nur operativ entfernt werden können. Arzneimittel, die zur Auflösung von Gallensteinen eingenommen werden, wirken sehr langsam und sind nur selten sinnvoll. Lebererkrankungen lassen sich – bis auf wenige Arten von Hepatitis – nicht mit Arzneimitteln behandeln, im Gegenteil: Eine angegriffene Leber sollte vor jeder unnötigen Arzneimitteltherapie geschützt werden. Die Ursachen für Leberschäden sind meist ein zu hoher Alkoholkonsum, Übergewicht oder eine falsche Ernährung – hier müßte eine wirkungsvolle Therapie ansetzen.

## Arzneimittelliste: Leber- und Gallenwegstherapeutika

Die Liste enthält in 1995 vielgebrauchte Leber- und Gallenwegstherapeutika, die u.a. Abführmittel wie Aloe, Faulbaumrinde oder Cascararinde enthalten. Alle Mittel sind ohne Rezept in der Apotheke zu kaufen (Quelle u.a.: Arzneiverordnungsreport 1996). In Deutschland sollen die abführmittelhaltigen Präparate im Frühjahr 1997 vom Markt genommen werden.

| Präparat | Wirkstoffe |
|---|---|
| **Kombinationspräparate** | |
| Aristochol Konzentrat | Schöllkraut, Aloe, Granulat |
| Chol Kugeletten Neu | Schöllkrautextrakt, Aloe |
| Gallo sanol N | Rindergalle, Faulbaumrinde, Aloe |
| Hepaticum Medice N | Aloe, Chinarinde, Mariendistelfrüchte, Schöllkraut, Enzianwurzel, Gelbwurz |
| Legapas comp N | Löwenzahn, Mariendistel, Schöllkraut, Cascararinde |
| Spasmo Gallo Sanol N | Xenytropiumbromid, Rindergalle, Aloe (in Ö zusätzlich Faulbaumrinde) |

# Neuroleptika und Antidepressiva

Medikamente aus diesen Arzneimittelgruppen werden, obwohl sie psychogen wirken, eher selten mißbraucht – wahrscheinlich deshalb, weil sie ausgesprochen schwerwiegende, zum Teil auch bleibende Nebenwirkungen haben.

Manche Ärztinnen und Ärzte verschreiben jedoch Neuroleptika und Antidepressiva in niedriger Dosierung bei Schlafstörungen und psychosomatischen Erkrankungen und begünstigen damit eine mißbräuchliche Verwendung außerhalb ihrer eigentlichen und vertretbaren Indikationen.

Niedrig dosierte Neuroleptika werden am häufigsten Frauen verschrieben, vor allem wegen ihrer sedierenden (antriebshemmenden und dämpfenden) sowie angst- und spannungslösenden Eigenschaften.

## Pharmakologische Wirkung der Antidepressiva

Die verschiedenen antidepressiven Wirkstoffe unterscheiden sich in ihrer chemischen Struktur. Je nach ihrer hauptsächlichen Wirkung teilt man sie in drei Gruppen ein: die vorwiegend antriebssteigernden, die vorwiegend antriebshemmenden und angstlösenden sowie die vorwiegend stimmungsaufhellenden Substanzen.

Ärztinnen und Ärzte verschreiben überwiegend Antidepressiva mit sedierenden und angstlösenden Eigenschaften: Mehr als 70 Prozent der verordneten Antidepressiva gehören dieser Gruppe an.

Auf welche Weise die Antidepressiva genau wirken, ist noch nicht bekannt. Man weiß nur, daß sie den Überträgerstoffwechsel im Zentralnervensystem beeinflussen.

Der antidepressive Effekt der Medikamente tritt erst mit einer Verzögerung von acht Tagen bis zu zwei Wochen ein. Auch deshalb nimmt man an, daß ihre Wirkung auf einer sehr komplexen Veränderung der noradrenalin- und serotoninvermittelten Nervenstimulation beruht.

Der Wirkstoff Doxepin (z. B. in *Aponal*, *Sinquan* u.a.) gehört zu den antriebshemmenden und angstlösenden Substanzen. Doxepin ist das am häufigsten mißbräuchlich verwendete Antidepressivum, wohl weil es – besonders in Kombination mit Alkohol – ein Gefühl von Leichtigkeit verschafft.

Klassische Antidepressiva sind keine Suchtstoffe im engeren Sinn, sie werden niemals allein als Suchtstoff mißbraucht. Die in den Mißbrauchsstatistiken erfaßten Personen haben gleichzeitig immer auch andere Suchstoffe eingenommen. Auffällig wurden dort – in dieser Reihenfolge – Doxepin, Amitriptylin, Maprotilin, Trimipramin, Mianserin, Anafranil und Amitriptylinoxid. All dies sind Antidepressiva mit eher sedierenden Eigenschaften.

Zu den neueren Antidepressiva gehört z. B. das *Fluctin* (siehe S. 51). Dieses Mittel wird offenbar auch von Menschen eingenommen, die nicht unter Depressionen leiden, weil es die Stimmung aufhellt und aktivierend wirkt. Es dämpft zudem das Hungergefühl und verschafft – so die Erfahrungsberichte – ein »gutes Gefühl«. Daher besteht auch für *Fluctin* die Gefahr des Mißbrauchs. *Fluctin* verringert etwas den Alkoholkonsum von leichtabhängigen Alkoholikern (sog. Problemtrinkern). Es gibt allerdings keine Empfehlung, diese Beobachtung therapeutisch zu nutzen.

## Nebenwirkungen der Antidepressiva

Die wichtigsten Nebenwirkungen der klassischen Antidepressiva sind Mundtrockenheit, Verstopfung, Beschwerden beim Wasserlassen, Blutdrucksenkung sowie Herzrhythmusstörungen.

Über das Zentralnervensystem können Antidepressiva Erregungszustände mit Schlafstörungen, Verwirrtheit und Krampfanfällen auslösen. Sie können die Blutzellen schädigen und die Leber- und Nierenfunktion stören, deshalb sind während der Einnahmezeit regelmäßige Blutkontrollen notwendig.

Beim *Fluctin* stehen Magen-Darm-Beschwerden, Nervosität, Alpträume und neurologische Störungen im Vordergrund.

## Arzneimittelliste: Antidepressiva

Die Liste enthält die 1995 meistverordneten, überwiegend sedierend wirkenden Antidepressiva (Quelle: Arzneiverordnungsreport 1996). Alle Mittel sind rezeptpflichtig.

| Präparat | Wirkstoffe |
|---|---|
| Amineurin | Amitriptylin |
| Amitriptylin-neuraxpharm | Amitriptylin |
| Aponal | Doxepin |
| Doxepin-Dura | Doxepin |

| | |
|---|---|
| Doxepin ratiopharm | Doxepin |
| Doxepin-neuraxpharm | Doxepin |
| Equilibrin | Amitriptylinoxid |
| Herphonal | Trimipramin |
| Insidon (auch in CH) | Opipramol |
| Novoprotect | Amitriptylin |
| Saroten (auch in Ö und CH) | Amitriptylin |
| Sinquan (auch in CH, in Ö Sinequan) | Doxepin |
| Stangyl (CH z. B. Surmontil) | Trimipramin |
| Tolvin (in Ö Tolvon, in CH Lantanon) | Mianserin |

## Pharmakologische Wirkung der Neuroleptika

Auch der genaue Wirkmechanismus der Neuroleptika ist noch weitgehend unbekannt. Wie die Antidepressiva verändern sie den Überträgerstoffwechsel im zentralen Nervensystem. Sie beeinflussen die Rezeptoren der wichtigen Überträgerstoffe Dopamin und Acetylcholin. Die dadurch ausgelösten Nervenstimulationen scheinen psychotische Symptome zu bändigen, zu beruhigen und Ängste zu lösen.

Die Substanzen Clozapin, Sulpirid, Thioridazin, Levomepromazin, Chlorprothixen, Prothipendyl, Perazin gehören zu den sogenannten schwachen Neuroleptika. Sie wirken angstlösend, dämpfend und schlaffördernd.

Eine sehr stark neuroleptische Wirkung haben Flupentixol, Haloperidol und Fluspirilen. Sie bauen ebenfalls Ängste und Spannungen ab, machen jedoch nicht müde.

Wenn Neuroleptika mißbräuchlich verwendet werden, sind sowohl die schwach wirksamen als auch die sehr starken Neuroleptika auffällig, am häufigsten das Präparat *Neurocil* mit der schwach wirkenden Substanz Levomepromazin. In der Regel kommt es aber selten zu einem Mißbrauch von Neuroleptika: Gesunde Menschen spüren ihre Wirkung nicht, weil sie keine psychotischen Symptome haben. Sie können bei Gesunden aber Verstimmungen auslösen.

## Nebenwirkungen der Neuroleptika

Neuroleptika greifen ins Zentralnervensystem ein. Ihre unerwünschten Wirkungen sind gravierend: Sie können befremdliche motorische Störungen auslösen wie beispielsweise Blickkrämpfe, eine Übererregung der Gesichtsmuskulatur (Grimassieren) oder ruckartiges Herausstrecken der Zunge. Je nach verwendetem Präparat können Schüttellähmungen sowie quälende Unruhe und Bewegungsdrang auftreten.

Darüber hinaus kann es zu Schleimhauttrockenheit, Schweißausbrüchen und Verstopfung kommen. Neuroleptika können die zentrale Hormonproduktion stören und zu Libido- und Potenzverlust führen.

Suchtfälle mit Neuroleptika sind bislang nicht bekannt geworden. Mißbräuchlich verordnet wird jedoch das niedrig dosierte Neuroleptikum *Imap 1,5,* wenn es trotz der Empfehlungen des Herstellers länger als sechs Wochen hintereinander angewendet wird. Dies geschieht nach Schätzungen bei rund einem Drittel aller 900.000 Verordnungen. Da dieses Mittel keine substanzbedingte Abhängigkeit verursacht, wird es von manchen Ärztinnen und Ärzten offenbar als willkommene Alternative zu den benzodiazepinhaltigen Mitteln in der Tranquilizer-Anwendung genutzt. Es ist aber nicht auszuschließen, daß auch solche niedrig dosierten Neuroleptika parkinsonartige Zitterbewegungen (Dyskinesien) verursachen können, wobei diese Gefahr mit der Anwendungsdauer steigt. Daher sollte dieses Mittel bei Indikationen wie Streß, Belastung, Nervosität oder depressiven Verstimmungen genauso wenig angewendet werden wie die Benzodiazepin-Tranquilizer. Hinzu kommt, daß dieses Mittel als Wochendepot gespritzt wird und beim Auftreten von Nebenwirkungen nicht sofort aus dem Körper »entfernt« werden kann. Wegen all dieser Gründe sollte dieses Mittel nicht als Tranquilizer-Alternative mißbraucht werden.

# Anticholinergika

Anticholinergika blockieren Nervenbahnen, die für unwillkürliche Bewegungen verantwortlich sind. Sie sind schon seit Jahrhunderten als hochwirksame und unverzichtbare Arzneistoffe bekannt und in Gebrauch.

Sie beschleunigen den Herzschlag, vermindern die Produktion von Tränen, Speichel, Schweiß und Verdauungssäften, lassen die Muskulatur der inneren Organe erschlaffen und erweitern die Pupillen. Anticholinergika werden zur Narkosevorbereitung, bei Krämpfen der glatten Muskulatur innerer Organe, bei bestimmten Herzrhythmusstörungen und zur Diagnostik in der Augenheilkunde eingesetzt.

Viele Pflanzen haben Inhaltsstoffe mit anticholinergen Eigenschaften, zum Beispiel die Tollkirsche (Atropa belladonna), der Stechapfel (Datura stramonium), das Bilsenkraut (Hyoscyamus niger) und die Alraune (Mandragora officinarum). Diese Pflanzen wurden im Mittelalter in Rezepturen sogenannter »Hexensalben« verwendet – Drogen, deren zentralerregende Wirkung vor allem in schrillbunten Halluzinationen bestand. Bereits damals dienten Extrakte der genannten Pflanzen zur Operationsvorbereitung.

Weil sie Halluzinationen auslösen können, werden anticholinerg wirkende Substanzen auch heute noch mißbraucht. Mittel wie *Biperiden* werden als schwach suchterzeugend klassifiziert. Bei Parkinsonpatienten, die die Medikamente einnahmen, wurden aber bislang keine Suchtphänomene festgestellt.

## Pharmakologische Wirkung

Zentral wirkende Anticholinergika werden heute als Antiparkinsonmittel verwendet. Die Parkinsonsche Krankheit oder auch Schüttellähmung wird von einem Mißverhältnis bestimmter Überträgersubstanzen im Zentralnervensystem ausgelöst.

Anticholinergika hemmen bestimmte Nervenimpulse und können dadurch die Parkinson-Symptome (Muskelstarre und -zittern, erhöhte Speichel- und Schweißproduktion) eindämmen.

Anticholinerge Substanzen sind Trihexyphenidyl, Biperiden, Procyclidin, Orphenadrin, Bornaprin und Metixen.

## Nebenwirkungen

Die zentral wirksamen Anticholinergika haben wegen ihrer möglichen halluzinogenen Wirkung ein hohes theoretisches Mißbrauchspotential. Trotzdem werden Parkinsonmittel selten mißbraucht, weil sie nur bei entsprechenden Krankheitssymptomen ärztlich verschrieben werden. Die Beschaffung solcher Präparate über die ärztliche Verschreibung ist deshalb relativ schwierig.

## Arzneimittelliste: Anticholinergika

Die Liste enthält 1995 vielverordnete Anticholinergika mit einem möglichen Mißbrauchspotential (Quelle: Arzneiverordnungsreport 1996). Alle Mittel sind rezeptpflichtig.

| Präparat | Wirkstoff |
|---|---|
| Akineton (auch in Ö und CH) | Biperiden |
| Biperiden neuraxpharm | Biperiden |
| Parkopan | Trihexyphenidyl |
| Sormodren | Bornaprin |
| Tremarit | Metixen |

## Antihistaminika

Antihistaminika blockieren die Freisetzung von Histamin, einer wichtigen Überträgersubstanz im menschlichen Organismus. Zuviel Histamin verstärkt die Sekretproduktion der Schleimhäute und verursacht Juckreiz in Mund, Nase und Augen. Antihistaminika werden deshalb vor allem bei allergischen Erkrankungen angewendet, wegen ihrer antiemetischen (brechreizstillenden) Wirkung auch gegen Reisekrankheit. Sie finden sich außerdem in Grippemitteln, weil sie die Blutgefäße in den Nasenschleimhäuten beim »laufenden« Schnupfen verengen und dadurch das Atmen erleichtern sollen. Eine typische Nebenwirkung der meisten Antihistaminika ist ihre beruhigende und schlafanstoßende Wirkung. Daher werden sie auch – unter Ausnutzung dieser Nebenwirkung – als nichtrezeptpflichtige Schlafmittel verkauft. Im Handel sind solche Mittel vor allem mit den Wirkstoffen Doxylamin (z.B. *Gittalun, Hoggar N, Sanalepsin* (CH), *Schlafsterne)* und Diphenhydramin (z.B. *Benocten* (CH), *Dibondrin* (Ö), *Dobacen* (CH), *Dolestan, Halbmond).*

Die schlaffördernde Wirkung ist aber deutlich geringer als die von benzodiazepinhaltigen Schlafmitteln (siehe S. 135). Hinzu kommen unangenehme Nebenwirkungen, wenn die Mittel höher dosiert werden: Mundtrockenheit, Störungen beim Wasserlassen, Akkomodationsstörungen (gestörte Sehfähigkeit). In sehr hohen Dosierungen wirken Antihistaminika zentral erregend und krampfauslösend. Herzanfälle, Atemstillstand und Herz-Kreislauf-Versagen sind mögliche lebensgefährliche Folgen. Die Nebenwirkungen und die vergleichsweise geringen psychotropen Wirkungen sind der Grund dafür, warum die Antihistaminika nur sehr selten mißbraucht werden.

# Schilddrüsenhormone

Schilddrüsenhormone werden als Ersatzstoffe bei Hormonmangel verordnet, beispielsweise bei Schilddrüsenunterfunktion, bei einem jodmangelbedingten Kropf, nach einer Schilddrüsenoperation oder wenn das Schilddrüsengewebe geschädigt ist.

## Pharmakologische Wirkung

Schilddrüsenhormone werden besonders in körperlichen und seelischen Belastungssituationen produziert, um den Stoffwechsel zu beschleunigen. Sie erhöhen den Energieumsatz im gesamten Organismus: Fette, Kohlenhydrate und Eiweiße werden schneller umgesetzt, der Sauerstoffverbrauch nimmt zu.

In der Wachstumsphase spielen Schilddrüsenhormone eine wichtige Rolle beim Längenwachstum und bei der Entwicklung der Organe, der Knochen und des Gehirns. Weil die Schilddrüsenhormone den Grundumsatz des Organismus und damit den Energieverbrauch regeln, werden sie auch zur »Behandlung von Übergewicht« mißbraucht. Dazu müssen sie hoch dosiert werden. Schilddrüsenhormone sind: Levothyroxin-Natrium und Liothyronin.

## Nebenwirkungen

Wenn Schilddrüsenhormone in zu hohen Dosen bzw. von Menschen mit normal funktionierender Schilddrüse eingenommen werden, können Nebenwirkungen auftreten wie bei einer Überfunktion der Schilddrüse: Der Basisstoffwechsel läuft auf hohen Touren, die Körpertemperatur ist erhöht und die Herztätigkeit beschleunigt. Herzrasen und Herzklopfen sind bekannte und früh auftretende Nebenwirkungen der Schilddrüsenhormone. Bei extremen Überdosierungen oder bei Menschen mit Bluthochdruck kann es zu Angina pectoris-Anfällen, Herzrhythmusstörungen, im schlimmsten Fall zu einem Infarkt kommen.

Menschen mit Schilddrüsenüberfunktion leiden häufig unter Nervosität, Unruhe, Zittern und Schlafstörungen. Sie neigen zu Haarausfall, brüchigen Fingernägeln und starkem Schwitzen. Sie haben großen Appetit, nehmen aber nicht zu. Ein auf Dauer erhöhter Hormonspiegel führt zur Erschöpfung, zu geistigem und körperlichem Leistungsabfall, zu Muskelschwäche und Osteoporose (Knochenschwund). Die Hormone werden mitunter in dubiosen Mischungen verschiedener Arzneimittel (z. B. Diuretika, Diabetesmittel u. a.) verordnet. Solche Rezepturen sind abzulehnen, sie bergen erhebliche Risiken und Nebenwirkungen.

**Fazit**
Der Einsatz hochdosierter Schilddrüsenhormone zur Gewichtsabnahme birgt die Gefahr lebensbedrohlicher Störwirkungen. Bei gleichzeitiger Einnahme von Appetithemmern erhöht sich das Risiko eines tödlichen Herz-Kreislaufversagens.

## Alternativen

Eine Gewichtsabnahme auf rein medikamentösem Wege ist selten von Dauer und meistens schädlich. Dauerhaften Erfolg hat nur eine langfristige Umstellung der Ernährungs- und Lebensgewohnheiten: Mit ausreichender Bewegung und einer ausgewogenen Ernährung kann sich das persönliche Normalgewicht einpendeln (siehe S. 153).

## Arzneimittelliste: Schilddrüsenhormone

Die Liste enthält die 1995 meistverordneten schildrüsenhormonhaltigen Präparate, die als »Schlankheitsmittel« mißbraucht werden könnten (Quelle: Arzneiverordnungsreport 1996). Alle Mittel sind rezeptpflichtig (Rp).

| Präparat | Wirkstoff(e) |
|---|---|
| **Monopräparate** | |
| Eferox | Levothyroxin |
| Eltroxin (CH) | Levothyroxin |
| Euthyrox (auch in Ö) | Levothyroxin |
| L-Thyroxin Henning (auch in Ö) | Levothyroxin |
| L-Thyroxin BC | Levothyroxin |
| Thevier | Levothyroxin |
| Thyrox (Ö) | Levothyroxin |
| **Kombinationspräparate** | |
| Jodthyrox | Levothyroxin, Jod |
| Novothyral (auch in CH) | Levothyroxin, Liothyronin |
| Thyreotom | Levothyroxin, Liothyronin |

# Anabolika

Bodybuilding als Mittel, um die kraftstrotzende »Traumfigur« zu erreichen, ist schon lange nicht mehr auf schweißtreibende Arbeit mit Hantel und Gewichten beschränkt: Zuhauf dienen Arzneimittel dem Körperstyling. Fitneßwelle und Leistungssport sind vom Mißbrauch diverser Medikamente begleitet. Hierzu gehören muskelaufbauende Anabolika, männliche Sexualhormone, Wachstumshormone, Schilddrüsenhormone und Insulin zur Steigerung des Energieumsatzes, im Wechsel aufputschende Amphetamine und dämpfende Benzodiazepine, wassertreibende Mittel zur Verringerung des Körpergewichts und des Wassergehalts im Muskel.

Im Widerspruch zur aufwendigen Werbekampagne »Keine Macht den Drogen« quälen vor allem Leistungssportler ihre Körper getreu dem Motto »Erlaubt ist, was nicht verboten ist oder was nicht auffällt« immer wieder mit neuen Arzneimixturen und riskieren dabei Gesundheit und Karriere.

Beispielhaft werden hier nur die vielfältigen Nebenwirkungen von Anabolika dargestellt, zu den Wirkungen der diversen anderen Mittel siehe in den entsprechenden Kapiteln.

## Nebenwirkungen

Anabolika wirken zum einen androgen, d.h. sie begünstigen die Entwicklung männlicher Geschlechtsmerkmale. Zum anderen wirken sie aufbauend (anabol), was besonders den Eiweißaufbau in der Skelettmuskulatur fördert.

Da die Wirkstoffe hormonähnlich sind, beeinflussen sie den Hormonhaushalt nachhaltig: Bei Männern kann es zu Unfruchtbarkeit, zur Verkleinerung der Hoden, Vergrößerung der Prostata und zum Wachstum der Brustdrüsen kommen. Bei Frauen zeigt sich die androgene Wirkung an einer stärkeren Körper- und Gesichtsbehaarung, einer tieferen Stimme, an Menstruationsstörungen und Libidoverlust.

Leber und Nieren als Entgiftungsorgane des Körpers werden stark in Mitleidenschaft gezogen: Funktionsstörungen bis hin zu Tumoren können auftreten. Auch das Herzinfarktrisiko steigt.

## Arzneimittelliste: Anabolika und männliche Sexualhormone

Die Liste enthält derzeit im Handel befindliche anabol wirkende Mittel. Alle Mittel sind rezeptpflichtig.

| Präparat | Wirkstoff(e) |
|---|---|
| **Monopräparate** | |
| Andriol | Testosteron |
| Deca-Durabolin (auch in CH) | Nandrolon |
| Megagrisevit mono | Clostebol |
| Primobolan Depot | Metenolon |
| Proviron (auch in Ö und CH) | Mesterolon |
| Testosteron »Berco« | Testosteron |
| Testosteron Depot (auch in Ö und CH) | Testosteron |
| Testosteron Depot Rotexmedica | Testosteron |
| Testosteron propionat | Testosteron |
| Testoviron Depot | Testosteron |
| Vistimon | Mesterolon |
| **Kombinationspräparate** | |
| Pluriviron | Mesterolon, Yohimbin |

# Anhang

## Wo bekomme ich Hilfe?

### Überregionale Institutionen und Verbände

Bundeszentrale für gesundheitliche Aufklärung
Ostmerheimerstraße 200
Postfach 910151
51107 Köln
Tel.: (02 21) 89 92-1

Deutsche Hauptstelle gegen die Suchtgefahren (DHS) e.V.
Westring 2
59065 Hamm
Tel.: (0 23 81) 90 15-0
Fax: (0 23 81) 90 15-331
*Die DHS ist der zentrale Zusammenschluß aller im Suchtbereich tätigen Verbände und Institutionen. Sie berät und gibt Informationen zu allen Fragen der Suchtvorbeugung, Therapie und Nachsorge.*

Deutsche Gesellschaft für Suchtforschung und Suchttherapie e.V.
Wilhelmstraße 125
59067 Hamm
Tel.: (0 23 81) 41 79 98
Fax: (0 23 81) 41 79 99

Deutscher Caritasverband
Karlstraße 40
79104 Freiburg
Tel.: (07 61) 20 03 69
*Die Caritas bietet eine umfassende Beratung und Hilfe für Suchtkranke an: unterschiedliche Therapieangebote, Nachsorge und Selbsthilfe, Infobroschüren.*

Bundesverband für stationäre Suchtkrankenhilfe e.V. – »buss«
Kurt-Schumacher-Str. 2
34117 Kassel
Tel.: (05 61) 77 93 51
Fax: (05 61) 10 28 83

Fachverband Sucht e.V.
Adenauerallee 58
53113 Bonn
Tel.: (02 28) 26 15 55
Fax: (02 28) 21 58 85

Bundesarbeitsgemeinschaft Kinder- und Jugendtelefon
Domagkweg 8
42109 Wuppertal
Tel.: (02 02) 75 44 65 oder
von Mo–Fr 15–19 Uhr kostenfrei
unter (01 30) 81 11 03
Fax: (02 02) 75 53 54

Österreichisches Bundesinstitut für Gesundheitswesen
Radetzkystr. 2
A-1030 Wien
Tel.: (0 04 31) 7 11 72
Fax: (0 04 31) 71 49 22 12

Schweizerische Fachstelle für Alkohol- und andere Drogenprobleme SFA
Av. Ruchonnet 14
CH-1003 Lausanne
Tel.: (00 41 21) 321 29 11
Fax: (00 41 21) 321 29 40

## Selbsthilfegruppen

Kreuzbund e.V.
Selbsthilfeorganisation und Helfergemeinschaft für Suchtkranke
Bundesgeschäftsstelle
Münsterstraße 25
59008 Hamm
Tel.: (0 23 81) 672 72-0
Fax: (0 23 81) 672 72-33

Bundesverband der Elternkreise für drogengefährdete und drogenabhängige Jugendliche (BVEK)
Köthenerstraße 38
10963 Berlin
Tel.: (0 30) 262 60 89

Verband ambulanter Beratungsstellen (VABS)
Karlstraße 40
79104 Freiburg
Tel.: (07 61) 20 03 03
*Koordination der ambulanten Behandlungsstellen für Suchtkranke und Drogenabhängige. Adressenvermittlung von Selbsthilfegruppen*

Deutsche Arbeitsgemeinschaft Selbsthilfegruppen e.V.
Albrecht-Achilles-Straße 65
10709 Berlin
Tel.: (0 30) 891 40 19
*Dachverband und Adressenvermittlung der Selbsthilfegruppen.*

Adressen von Selbsthilfegruppen vermitteln auch die örtlichen Gesundheitsämter und Beratungsstellen.

## Beratungsstellen und Fachkliniken

Die folgende Adressensammlung ist nach Postleitzahlen geordnet. Es werden jeweils die Landesstellen gegen die Suchtgefahren (=Koordinationsstellen der Verbände der Freien Wohlfahrtspflege), ausgewählte Beratungsstellen und Fachkliniken angeführt.

Ausgewählt wurden vor allem Suchtberatungsstellen speziell für Medikamentenabhängige und deren Angehörige sowie Frauenberatungsstellen. Die Beratungsstellen informieren auch über die geeigneten stationären Behandlungsmöglichkeiten und Fachkliniken.

Weitere Beratungsstellen kann man den örtlichen Telefonbüchern entnehmen. Eine erste Kontaktstelle kann auch das örtliche Gesundheitsamt sein, insbesondere dessen sozialpsychiatrischer Dienst bzw. die psychosoziale Beratungsstelle.

Manche Krankenkassen halten ständig einen »sozialen Dienst« besetzt, der über Behandlungsmöglichkeiten beraten kann und Kontaktadressen weitervermittelt.

## Postleitzahl 00000

Sächsische Landesstelle gegen
die Suchtgefahren e.V.
Schönbrunnstr. 5
01097 Dresden
Tel. und Fax: (03 51) 804 55 06

### *Beratungsstellen*

Beratungsstelle des Caritasverbandes
für das Bistum Dresden-Meißen e.V.
Magdeburger Str. 33
01067 Dresden
Tel.: (03 51) 49 83 60
Fax: (03 51) 498 37 93

Gesundheitsamt
Suchtberatungsstelle
Bahnhofstraße 29
01587 Riesa
Tel.: (0 35 25) 33 71

Suchtberatungsstelle der Ev. Stadtmission Halle e.V.
Weidenplan 3–5
06108 Halle
Tel.: (03 45) 3 88 11 65

Suchtberatungs- und Behandlungsstelle der Arbeiterwohlfahrt
AWO-Kreisverband Dessau
Parkstraße 5
06846 Dessau
Tel.: (03 40) 61 95 04

Gesundheitsamt Marienberg
Psychosoziale Beratung und
Betreuung
Zschopauer Straße 35
09496 Marienberg
Tel.: (0 37 35) 91 15-22

### *Fachkliniken und stationäre Einrichtungen*

Evang. Fachklinik
Heidehof im Schloß Sohland
Straße am Friedenshain 20
02689 Sohland/Spree
Tel.: (03 59 36) 388-0

Fachkrankenhaus für Neurologie
und Psychiatrie
02708 Großschweidnitz
Tel.: (0 35 85) 73-0
Fax: (0 35 85) 73-369

Suchtbehandlungszentrum
Rathenaustraße 11
04179 Leipzig
Tel.: (03 41) 451-20 13 oder
451-20 35
Fax: (03 41) 451-20 5

Klinik Bad Blankenburg
Georgstraße 40
07422 Bad Blankenburg
Tel.: (03 67 41) 49-0
Fax: (03 67 41) 24 33

## Postleitzahl 10000

Landesstelle Berlin gegen
die Suchtgefahren e.V.
Gierkezeile 39

10585 Berlin
Tel.: (0 30) 34 89 09 oder
34 89 00
Fax: (0 30) 34 80 09 50

Brandenburgische Landesstelle
gegen die Suchtgefahren
Schopenhauerstr. 26
14469 Potsdam
Tel. und Fax: (03 31) 96 37 50

Landesstelle gegen die Suchtgefahren
für Mecklenburg-Vorpommern e.V.
Voßstr. 15a
19053 Schwerin
Tel. und Fax: (03 85) 71 29 53

### *Beratungsstellen*

Gesundheitsamt Prenzlauer Berg
Beratungsstelle für Alkohol- und
Medikamentenabhängige
Ueckermünder Straße 1
10439 Berlin
Tel.: (0 30) 44 82-411 oder -572

Psychosoziale Beratungs- und
Behandlungsstelle für Alkohol-
und Medikamentenabhängige
Goebenstraße 8
10783 Berlin
Tel.: (0 30) 2 16 50 08

T.A.G. Therapeutische Arbeits-
gemeinschaft für alkohol- und
medikamentengefährdete Frauen,
Beratung – Selbsthilfe – Therapie
Merseburgerstraße 3
10823 Berlin
Tel.: (0 30) 782 89 89

Beratungsstelle für Alkoholkranke
und Medikamentenabhängige
Uthmannstraße 23
12043 Berlin
Tel.: (0 30) 68 09 27 86

»Schwindel-Frei«
Informations- und Beratungsstelle
Frauen und Medikamente
Schönburgstraße 2
12103 Berlin
Tel.: (0 30) 752 80 34

Kontakt- und Beratungsstelle für
Alkohol- und Medikamenten-
abhängige
Backnanger Straße 9
13509 Berlin
Tel.: (0 30) 404 94 68

Beratungsstelle für Alkohol- und
Medikamentenabhängige
Dammstraße 36
14641 Nauen
Tel.: (0 33 21) 3 37 57

Psychosoziale Beratungs- und
Behandlungsstelle für Alkohol-
und Medikamentenabhängige
Feldstraße 3
15306 Seelow
Tel.: (0 33 46) 4 47

### *Fachkliniken und stationäre Einrichtungen*

Karl-Bonhoeffer-Nervenklinik
Entwöhnungstherapie Rudolf-
Klaue-Haus
Oranienburgerstr. 285
13437 Berlin
Tel.: (0 30) 419 31
Fax: (0 30) 419 26 83

Kliniken im Theodor-Wenzel-Werk
Innere Abteilung, Station 28
Hohenzollernstraße 15–19
14109 Berlin
Tel.: (0 30) 81 00 6-238
*Fachkliniken mit amb. Nachsorge.*

Fontane-Klinik
Psychosomatische Fachklinik
Waldstraße
15741 Motzen
Tel.: (03 37 69) 5 10 42

Landesklinik Eberswalde
Oderbergerstraße 8
16225 Eberswalde-Finow
Tel.: (0 33 34) 53-322
Fax: (0 33 34) 53-261
*Verhaltenstherapeutisch orientiertes Konzept.*

Klinikum Südstadt
Abteilung Psychiatrie/Psychotherapie
Haus Nr. 8
18055 Rostock-Kassebohm
Tel.: (03 81) 65 07-0
Fax: (03 81) 65 07-24

Klinik Schweriner See
Am See 4
19069 Lübstorf
Tel.: (0 38 67) 90 00

## Postleitzahl 20000

Hamburgische Landesstelle gegen die Suchtgefahren e.V.
Brennerstraße 90
20099 Hamburg
Tel.: (0 40) 280 38 11
Fax: (0 40) 280 10 06

Landesstelle gegen die Suchtgefahren für Schleswig-Holstein e.V.
Schauernburger Straße 36
24105 Kiel
Tel.: (04 31) 56 47 70
Fax: (04 31) 56 47 80

Bremische Landesstelle gegen die Suchtgefahren e.V.
Kolpingstr. 3
28195 Bremen
Tel.: (04 21) 33 57 30
Fax: (04 21) 337 94 44

### *Beratungsstellen*

Suchtambulanz für Alkohol-, Medikamenten- und Glücksspielabhängige
Krankenhaus Ochsenzoll
VIII. Psychiatrische Abteilung
Langenhorner Chaussee 560
22419 Hamburg
Tel.: (0 40) 52 71 25 24

Beratungsstelle Frauenperspektiven für Frauen mit Drogenproblemen
Holstenstraße 115
22765 Hamburg
Tel.: (0 40) 430 33 53

Psychosoziale Beratungs- und Behandlungsstelle für Suchtkranke und deren Angehörige
Abbentorstr. 5
28195 Bremen
Tel.: (04 21) 17 18 28

### *Fachkliniken und stationäre Einrichtungen*

Fachkrankenhaus Hansenbarg
Alida-Schmidt-Stiftung
Franz-Barca-Weg 36
21271 Hanstedt-Nordheide

Tel.: (0 41 84) 248 oder 568
Fax: (0 41 84) 83 35

Sozialtherapeutisches Zentrum für Suchtkranke
Hummelsbütteler Hauptstraße 15
22339 Hamburg
Tel.: (0 40) 538 20 75

Allgemeines Krankenhaus Ochsenzoll
Abteilung für Suchtkranke,
VIII. Psychiatrische Abteilung
Langenhorner Chaussee 500
22419 Hamburg

Fachklinik Holstein
Weidenweg 9–15
23562 Lübeck
Tel.: (04 51) 5 29 91
Fax: (04 51) 58 94-200

Fachklinik Kiel
Tiroler Ring 621–623
24147 Kiel
Tel.: (04 31) 78 11 76 oder 78 40 15

Fachklinik Freudenholm-Ruhleben
Postfach 5
24301 Plön-Ruhleben
Tel.: (0 45 22) 90 94-5
Fax: (0 45 22) 86 79
*Therapie auch in reinen Frauen- oder Männergruppen.*

Zentralkrankenhaus Bremen-Ost
Psychiatrische Klinik III
Saarburgerstraße 56
28309 Bremen
Tel.: (04 21) 4 08-9 21
Fax: (04 21) 4 08-14 47

Klinik Dr. Heines
Rockwinkler Landstraße 110
28325 Bremen-Oberneuland
Tel.: (04 21) 42 89 0
Fax: (04 21) 42 89 130

Haus Niedersachsen I
Feldstraße 5
29386 Dedelsdorf, OT Oerrel
Tel.: (0 58 32) 82-0
Fax: (0 58 32) 82-46

## Postleitzahl 30000

Niedersächsische Landesstelle gegen die Suchtgefahren
Leisewitzstraße 26
30175 Hannover
Tel.: (05 11) 85 20 68
Fax: (05 11) 81 91 95

Landesstelle gegen die Suchtgefahren im Land Sachsen-Anhalt
Walter-Rathenau-Straße 38
39106 Magdeburg
Tel.: (03 91) 568 07 11
Fax: (03 91) 568 07 16

### *Beratungsstellen*

Fachambulanz für Alkohol- und Medikamentenabhängige des Deutschen Paritätischen Wohlfahrtverbandes
Marienstraße 3
30171 Hannover
Tel.: (05 11) 32 51 01

Ambulante Beratungs- und Behandlungsstelle für Alkohol- und Medikamentenabhängige
Auf der Freiheit 25
32052 Herford
Tel.: (0 52 21) 59 98 45

Suchtberatung, Beratungs- und Behandlungsstelle für alkohol- und medikamentenabhängige Erwachsene
Hermannstraße 6
34117 Kassel
Tel.: (05 61) 10 33 95

Beratungszentrum für Suchtprobleme
Blankenburger Straße 58–70
39112 Magdeburg
Tel.: (03 91) 43 43 32

### *Fachkliniken und stationäre Einrichtungen*

Fachklinik Schloß Reelsen
Fachkrankenhaus für alkohol- und medikamentenabhängige Männer
Schloß Reelsen
33014 Bad Driburg
Tel.: (0 52 53) 22 28
Fax: (0 52 53) 93 04 39

Waldsanatorium, Klinik für Abhängigkeitserkrankungen
Lindenstraße 12–14
33175 Bad Lippspringe
Tel.: (05252) 2 92 51

Schloß Mackenzell
Fachklinik für suchtkranke Frauen
Burgstraße 3
36088 Hünfeld
Tel.: (0 66 52) 80 21
Fax: (0 66 52) 7 21 47

Fachklinik Wigbertshöhe
Dr.-Ronde-Weg 10
36251 Bad Hersfeld
Tel.: (0 66 21) 185-0
Fax: (0 66 21) 185-85

Diakonie-Krankenhaus Psychiatrie »Neuvandsburg« GmbH
Unter den Birken 1
38875 Elbingerode
Tel.: (03 94 54) 80
Fax: (03 94 54) 81 09

## Postleitzahl 40000

Arbeitsausschuß Drogen und Sucht der Arbeitsgemeinschaft der Spitzenverbände der Freien Wohlfahrtspflege in NW
Lenaustraße 41
40470 Düsseldorf
Tel.: (02 11) 639 82 94
Fax: (02 11) 639 82 99

### *Beratungsstellen*

Suchtberatungs- und Behandlungsstelle des Caritasverbandes für Alkohol- und Medikamentenabhängige
Haagstraße 26
47441 Moers
Tel.: (0 28 41) 1 62 64

Beratungsstelle für Alkohol- und Medikamentenabhängige
Goldstraße 19
47495 Rheinberg
Tel.: (0 28 43) 12 14

Beratungsstelle Frauen helfen Frauen e.V.
Hansaring 32b
48155 Münster
Tel.: (02 51) 6 76 66

Beratungsstelle Emsland
Beratung und Behandlung für Alkohol- und Medikamentenabhängige

Baccumer Straße 4
49808 Lingen
Tel.: (05 91) 34 44

### *Fachkliniken und stationäre Einrichtungen*

Rheinische Landesklinik
Abt. für Suchtkranke
Bergische Landstr. 2
40629 Düsseldorf
Tel.: (02 11) 2 80 11

St. Vitus-Stift
Ahlhorner Str. 32
49429 Visbek
Tel.: (0 44 45) 89 90
Fax: (0 44 45) 89 91 80
*Fachklinik für Frauen.*

Klinik Tecklenburger Land
Bahnhofstraße 32
49545 Tecklenburg
Tel.: (0 54 82) 457

## Postleitzahl 50000

Landesstelle Suchtkrankenhilfe
Rheinland-Pfalz,
c/o Diözesan-Caritasverband Trier e.V.
Referat Gefährdetenhilfe
Sichelstraße 10
54290 Trier
Tel.: (06 51) 94 93-0
Fax: (06 51) 94 93-299

### *Beratungsstellen*

Psychosozialer Dienst
Beratungs- und Behandlungsstelle für Alkohol- und Medikamentenabhängige und Angehörige
Große Telegraphenstraße 31
50676 Köln
Tel.: (02 21) 2 07 40

Beratungsstelle für Alkohol-, Drogen- und Medikamentenabhängige
Lessingstraße 24
53113 Bonn
Tel.: (02 28) 21 78 12

Psychosoziale Beratungs- und Behandlungsstelle der Caritas für Alkohol – Medikamente – Drogen – Eßstörungen
Hauptstraße 96
53474 Bad Neuenahr-Ahrweiler
Tel.: (0 26 41) 70 41

Psychosozialer Dienst des Caritasverbandes für das Kreisdekanat Euskirchen e.V.
Beratungsstelle Alkohol – Medikamente – Drogen
Kölner Straße 15
53879 Euskirchen
Tel.: (0 22 51) 768 81-2

Psychosoziale Beratungs- und Behandlungsstelle für Alkohol-, Medikamenten-, Drogenabhängige und Angehörige
Backmuhlstraße 10
55120 Mainz
Tel.: (0 61 31) 68 68 63

Beratungsstelle der Arbeiterwohlfahrt für Alkohol-, Medikamenten-, Eß- und Magersucht
Böhmerstraße 11
58095 Hagen
Tel.: (0 23 31) 3 81 24

*Fachkliniken und stationäre Einrichtungen*

Klinik Zissendorf
Fachkrankenhaus für suchtkranke Frauen
Gut Zissendorf
53773 Hennef
Tel.: (0 22 42) 88 95-0
Fax: (0 22 42) 84 39 8

Fachklinik am Rosenberg
Schulstraße 6
54550 Daun/Eifel
Tel.: (0 65 92) 931-0
Fax: (0 65 92) 931-231

Fachklinik Thommener Höhe
Thommener Höhe
54552 Darscheid
Tel.: (0 65 92) 201-0
Fax: (0 65 92) 201-250

Fachklinik »Auf der Egge«
Oeventroper Straße 65–69
59823 Arnsberg
Tel.: (0 29 37) 707-0
Fax: (0 29 37) 707-112

## Postleitzahl 60000

Hessische Landesstelle gegen die Suchtgefahren e.V.
Auf der Körnerwiese 5
60322 Frankfurt
Tel.: (0 69) 596 96 21
Fax: (0 69) 596 97 24

Saarländische Landesstelle gegen die Suchtgefahren e.V.
c/o Diakonisches Werk
Rembrandtstr. 17–19
66540 Neunkirchen
Tel.: (0 68 21) 95 60

*Beratungsstellen*

Psychosoziale Beratungs- und Behandlungsstelle für Suchtkranke und deren Angehörige
Metzlerstr. 34
60594 Frankfurt/M.
Tel.: (0 69) 61 81 24

Psychosoziale Beratungs- und Behandlungsstelle
Fachambulanz für Suchtkranke und Drogenabhängige
Karcherstraße 14
66111 Saarbrücken
Tel.: (06 81) 3 67 60

Psychosoziale Beratungs- und Behandlungsstelle des Diakonischen Werkes für Alkohol- und Medikamentenabhängige
68159 Mannheim
Tel.: (06 21) 168 92 72

Zentrale Kontaktstelle für Alkoholkranke und Medikamentenabhängige e.V.
Beratungsstelle
Postfach 1302
68519 Viernheim
Tel.: (0 62 04) 66 35

*Fachkliniken und stationäre Einrichtungen*

Salus/Friedrichsdorfer Kliniken für Psychosomatik und Sucht
Landgrafenplatz 1
61381 Friedrichsdorf/Ts.
Tel.: (0 61 72) 95 50
Fax: (0 61 72) 95 01 02

Saarland-Heilstätten GmbH
Klinik Tiefental
Sonnenbergstraße 6
66119 Saarbrücken
Tel.: (06 81) 889-0
Fax: (06 81) 889-22 92

Psychosomatische Fachklinik
Münchwies
Abteilung für Alkohol- und
Medikamentenabhängigkeit
Turmstraße 50–58
66540 Neunkirchen
Tel.: (0 68 58) 69 1-0
Fax: (0 68 58) 69 1-321

## Postleitzahl 70000

Badischer Landesverband gegen
die Suchtgefahren e.V.
Renchtalstraße 14
77871 Renchen
Tel.: (0 78 43) 7 03 41
Fax: (0 78 43) 7 03 68

### *Beratungsstellen*

LAGAYA Frauen-Sucht-
Beratungsstelle
Hohenstaufenstraße 17b
70178 Stuttgart
Tel.: (07 11) 640 54 90

Psychosoziale Beratungs- und
Behandlungsstelle des BLV für
Alkohol- und Medikamenten-
probleme
Kaiserstraße 17
79761 Waldshut
Tel.: (0 77 51) 44 15

### *Fachkliniken und stationäre Einrichtungen*

Sanatorium Helmut Schloz
Fachklinik für suchtkranke Frauen
Lauterbadstraße 145
72250 Freudenstadt
Tel.: (0 74 41) 44 84 oder 60 51
Fax: (0 74 41) 8 56 46

Fachklinik »Zur alten Post«
Zentrum für Sozialtherapie
Murgtalstraße 635
72270 Baiersbronn
Tel.: (0 74 47) 10 11 15
Fax: (0 74 47) 20 38

Kurklinik Glöcklehof I und II
Fachklinik für psychosoziale
Erkrankungen
Postfach
79859 Schluchsee-Hinterhäuser
Tel.: (0 76 56) 78-1
Fax: (0 76 56) 10 36
*Lang- und Kurzzeittherapien, tiefen-
psychologisch orientierte Therapie.*

## Postleitzahl 80000

Bayerische Landesstelle gegen
die Suchtgefahren e.V.
Lessingstraße 1
80336 München
Tel.: (0 89) 53 65 15
Fax: (0 89) 532 80 28

### *Beratungsstellen*

Fachambulanz für erwachsene
Suchtkranke der Caritas e.V.
Schwanthaler Str. 84
80336 München
Tel.: (0 89) 53 09 91 10

Psychosoziale Beratungsstelle für Abhängige von Alkohol, Medikamenten, Eßstörungen, Spielen, illegalen Drogen
Linggstraße 4
87435 Kempten
Tel.: (08 31) 250 19

Psychosoziale Beratungs- und Behandlungsstelle für Abhängige von Alkohol, Medikamenten und illegalen Drogen
Oberer Schrannenplatz 9
88131 Lindau
Tel.: (0 83 82) 2 59 95

### Fachkliniken und stationäre Einrichtungen

Klinik Fasanenhof
Sozialtherapeutische Einrichtung für junge Suchtkranke
Am Blütenanger 64
80995 München
Tel.: (0 89) 150 49 33
*Ganzheitliche Therapieeinrichtung für Frauen & Männer bis 30 Jahre.*

Kurheim Lechbruck/Gründl
Enzianweg 22
86984 Prem-Gründl
Tel.: (0 86 31) 83 33

Fachklinik Legau
Leutkircher Str. 32
87764 Legau/Allgäu
Tel.: (0 83 30) 92 20
Fax: (0 83 30) 9 22 10

## Postleitzahl 90000

Thüringer Landesstelle gegen die Suchtgefahren
Allerheiligenstraße 3
99084 Erfurt
Tel.: (03 61) 643 38 71

### Beratungsstellen

Psychosoziale Beratungsstelle der Caritas für Alkohol-, Medikamenten- und Drogenprobleme
Kellereigasse 12-16
97616 Bad Neustadt an der Saale
Tel.: (0 97 71) 50 95

Psychosoziale Beratungsstelle für Suchtprobleme
Koellikerstr. 5
97070 Würzburg
Tel.: (09 31) 1 20 76

### Fachkliniken und stationäre Einrichtungen

Fachklinik Wegscheid
Therapiestätte für suchtkranke Frauen Schlehreut
94110 Wegscheid/Schlehreut
Tel.: (0 85 92) 3 95
Fax: (0 85 92) 80 85
*Fachklinik für Frauen.*

Haus Immanuel, Fachkrankenhaus für suchtkranke Frauen
Hutschdorf 46
95349 Thurnau
Tel.: (0 92 28) 676
Fax: (0 92 28) 15 15

Landesfachkrankenhaus für Psychiatrie und Neurologie
Haus 11
Pfaffenrode 102
99974 Mühlhausen
Tel.: (0 36 01) 43 02 30
Fax: (0 36 01) 44 05 59

# Literatur

## Dokumentationen und Belletristik zur Arzneimittelabhängigkeit

Nelson Algren: Der Mann mit dem goldenen Arm. Rowohlt, Reinbek 1956, als rororo Taschenbuch 16,90 DM. – Geschichte einer Morphinsucht.

G. Amendt: Sucht Profit Sucht. Zweitausendeins, 1984. – Dokumentation über Drogenhandel und Drogenindustrie.

V. Curran, S. Golombok: Bunte Pillen – adé. Ein Handbuch zum Tablettenentzug. Orlanda Frauenverlag, Berlin 1988.

K. Dukakis, J. Scovell: From now you know. Simon & Schuster, London 1990. – Die Frau des US-Politikers beschreibt ihre Suchtprobleme, z. B. mit Amphetaminen.

Andrea Ernst, Ingrid Füller: Schlucken und schweigen. Kiepenheuer & Witsch, Köln 1988. – Interviews mit medikamentenabhängigen Frauen.

Mac Fromm: Täglich 5 g Morphin. a-verbal-Verlag, 1983. – Bericht über ein Morphinisten-Schicksal.

Barbara Gordon: Ich tanze so schnell ich kann. Kindler, München 1980, als rororo-Taschenbuch 12,90 DM. – Selbstzeugnis einer valiumabhängigen Frau.

T. de Quincey: Bekenntnisse eines englischen Opiumessers. Kiepenheuer, Leipzig 1981.

H. Shapiro: Drugs and Rock'n'Roll. Hannibal, Wien 1989.

Johannes Mario Simmel: Wir heißen Euch hoffen. Knaur, München 1983. – Roman um ein Gegenmittel zu Heroin.

Gabriele Wohmann: Der Flötenton. Luchterhand, Neuwied 1987, als Piper-Taschenbuch 19,80 DM. – Geschichte einer tablettenabhängigen Lehrerin.

Gabriele Wohmann: Entziehung. Materialien zu einem Fernsehfilm. Luchterhand, Neuwied 1983. – Über die Schwierigkeiten, von der Sucht loszukommen.

## Fachliteratur

ABDA – Bundesvereinigung Deutscher Apothekerverbände: Zum Thema Fehlgebrauch von Arzneimitteln. Broschüre, 38 Seiten. Eschborn 1996.

P. R. Breggin: Talking Back to Prosac. What doctors aren't telling you about today's most controversial drug. St. Martin's Press, New York 1994. (Reaktion auf P. Kramers Buch, siehe unten)

Deutsche Hauptstelle gegen die Suchtgefahren: Medikamentenabhängigkeit. Eine Information für Ärzte. Hamm 1991.

G. Glaeske: Arzneimittelverbrauch von Menschen in höherem Lebensalter

unter besonderer Berücksichtigung von Arzneimitteln mit Abhängigkeitspotential. Ministerium für Arbeit, Gesundheit und Soziales (MAGS), Düsseldorf 1991.
H. P. Grigoleit et al.: Handbuch Sucht. Asgard, St. Augustin 1996, Lose-Blatt-Sammlung.
H. Gutscher, R. Hornung, U. May, M. Schär: Medikamentenkonsum und Medikationsrisiken. Bern, Stuttgart, Toronto 1986.
Jahrbücher Sucht der Deutschen Hauptstelle gegen die Suchtgefahren, Hamm.
W. Keup: Mißbrauchsmuster bei Abhängigkeit von Alkohol, Medikamenten und Drogen. Freiburg 1993.
P. Kramer: Listening to Prosac (siehe »Gegenveröffentlichung« von Breggin). Viking, New York 1993, deutsch im Kösel-Verlag, München 1995.
C. Krause-Girth: Schein-Lösungen. Die Verschreibungspraxis von Psychopharmaka. Psychiatrie-Verlag, Bonn 1989.
H. Melchinger, R. Schnabel, B. Wyns: Verordnungspraxis von Medikamenten mit Abhängigkeitspotential. Band 13 Schriftenreihe des Bundesministeriums für Gesundheit. Baden-Baden 1992.
K. Mann, G. Buchkremer: Sucht – Grundlagen, Diagnostik, Therapie. Stuttgart, Jena, New York 1996.
Nowak M, Schifman R, Brinkmann R (Hrsg.): Drogensucht. Enstehungsbedingungen und therapeutische Praxis. Stuttgart, New York. 2. Auflage 1996.
W. Poser, S. Poser: Arzneimittelabhängigkeit. Thieme, Stuttgart 1996.
J. Remien: Bestimmung der Arzneimittelabhängigkeit durch eine quantitative Analyse des individuellen Verbrauchs aller ärztlich verordneten Arzneimittel. IKK-Bundesverband, Bergisch-Gladbach 1994.
S. Scheerer, I. Vogt (Hrsg.): Drogen und Drogenpolitik. Campus, Frankfurt 1989.
H. Schwehm: Psychosoziale Aspekte von Sucht, in: Nowak, Schifman, Brinkmann 1995.
M. C. Smith: Small Comfort. A History of the Minor Tranquilizers. Praeger, New York 1985.
J. Stössel: Psychopharmaka – die verordnete Anpassung. Piper, München 1973.
U. Schwabe, D. Paffrath (Hrsg.): Arzneiverordnungsreport '96. G. Fischer, Stuttgart.
S. H. Snyder: Chemie der Psyche – Drogenwirkungen im Gehirn. Spektrum der Wissenschaft, Heidelberg 1989.

# Index

## Die Autoren

Dr. rer. nat. Gerd Glaeske
(Jahrgang 1945) studierte Pharmazie in Hamburg, promovierte in Hamburg in den Fächern Pharmakologie, Pharmazeutische Chemie und Wissenschaftstheorie. Ist tätig als Leiter der medizinisch-wissenschaftlichen Abteilung der BARMER ERSATZKASSE.
Buchveröffentlichungen: »Was hilft? – Medikamentenführer für Frauen«, »Bittere Naturmedizin«, »Ratgeber Selbstmedikation – Arzneimittel ohne Arzt«, »Altern ist keine Krankheit« u.a.; Mitarbeit an Büchern wie »Bittere Pillen«, »Kursbuch Gesundheit«, »Krankheit auf Rezept« u.a.
Viele Veröffentlichungen zumThema Arzneimittelmißbrauch und -abhängigkeit, u.a. als Autor für die Deutsche Hauptstelle gegen die Suchtgefahren.
Lebt in Köln.

Dr. rer. nat. Judith Günther
(Jahrgang 1964) studierte Pharmazie in Saarbrücken, promovierte in Köln und Saarbrücken in den Fächern Pharmakologie, Pharmazeutische Chemie und Biologie. Ist tätig als pharmakologische Beraterin bei der AOK Rheinland.
Mitarbeit an dem Arzneimittelratgeber »Medikamente – ein Leitfaden« und Autorin verschiedener Veröffentlichungen zur Arzneimittelberatung.
Lebt in Freiburg.

Sabine Keller
(Jahrgang 1958) studierte Soziologie in Hamburg und Bremen (Dipl.-Soz.).
Von 1985 bis 1991 war sie Redakteurin der Zeitschrift im Gesundheitswesen »Dr. med. Mabuse«, danach freie Journalistin mit den Schwerpunkten Medizin, Gesundheit und Reisen.
Mitarbeit u.a. an: »Kursbuch Lebensqualität«, »Kursbuch Gesundheit«, »Kursbuch Frauen«, »Gesunder Rücken«. Lebt in Köln.

1. Auflage 1997

Umschlaggestaltung: Michel Keller, München
Satz: Frese, München
Druck und Bindung: Pustet, Regensburg
ISBN 3-88897-181-0